実践＆実戦　rTMS療法うつ病編

磁気刺激はうつの未来を変えるか？

著

澤田　和之

星和書店

は じ め に

　最近はそうでもないが，若い頃に初対面の人に自己紹介をすると，2通りのパターンがあることに気づいた。「精神科医として働いています」と言った瞬間，あからさまに敬遠するような態度を取るか，逆にすごく興味を持った態度に変わるかである。敬遠しようとするのは，この人物（筆者）に下手に話をすると，自分の内面を見透かされるような気がするからであろう。もちろん筆者は霊能力者でも超能力者でもないので，そんなことができるはずもないし，そもそも初対面の人への関心はそれほど高くない。そして妙に興味を抱く人の心情の根底には，「なんでわざわざそんな仕事を選んだのか，そこにはきっと何か大きな理由があるはずだ」との妄想的（?）発想による好奇心があるのではないかと勘繰ってしまう。あまりにもそういう例が続くので，大概そんな時には「いや，何となく」とか，「仲のよい友達に誘われたので」と言って適当にごまかすことにしていた。

　しかし改めて自分で振り返って考えると，「不思議なことがたくさんありそうだから」と感じたことがこの道に入った正直な気持ちに一番近いかもしれない。確かに子ども時代，テレビで時々放送される「空飛ぶ円盤」の話に興味を持ってよく観ていた記憶がある。エーリッヒ・デニケンという作家が「地球上に残る謎の古代文明の多くは宇宙人が作った。そうでなければ，古代の未開の人間にピラミッドのような優れた建造物を作れるはずがない」と主張していたので，自分でも「なるほど」と感じ入って一時期それを信じるようになり，ピラミッドの地下に円盤が隠されているミステリー雑誌のイラストに強く惹かれたこともあった。しかし次のように考え直してオカルトチックな世界からは足を洗った。「なるほどピラミッドを作ったのは古代エジプト人ではなく，M30星から来た宇宙人だったとしよう。実はそのM30星にも同じようなピラミッドがあるが，古代M30星

人は未開のため，それを作れない。本当にそれを作ったのは実はM31星から来た宇宙人であった。そしてM31星人の星にも古代のピラミッドがあるが，それを作ったのは文明の進んでいたM32星人であった……」。こういう物語展開を無限後退と呼び，その原因は最初の説明が間違っていることを意味する。

　では正しい答えとはいったい何であろうか。科学者であり哲学者でもあるトーマス・クーンが唱えた「パラダイム・シフト」が起こったのである。累積的に蓄積されてきた技術の延長ではなく，全く新しい枠組みでの技術開花が突然に起こることを指す。そう，古代エジプトにおいてピラミッド建築に関わった集団が試行錯誤していく中，それまでの既成概念を超えた新しい技術体系が生まれた。その結晶として4000年以上経った今も残るピラミッドが完成したのだ。

　ピラミッドの偉大さには遠く及ばないかもしれないが，うつ病治療の世界にもパラダイム・シフトが起こりつつある。全く新しい作用機序理論に基づくケタミン等の新薬の研究開発に加え，反復経頭蓋磁気刺激療法（rTMS）の登場である。この本の目的は，磁気刺激療法とはいかなるものかをできるだけわかりやすく説明し，できるだけ多くの人にその秘めた可能性を知っていただくことにある。rTMS治療に興味はあっても敷居を高く感じる精神科の医師，精神科を将来の選択肢として考えている医学部生や研修医諸君，心理カウンセラー，心理学部の学生さん，うつ病の治療中だが効果が実感できなくて別の治療法を手探りしている患者さん，家族や知り合いにうつ病の方がいて，その人のために何とか役に立ちたいと考えている心優しい皆さんを読者の対象と考えている。そういった趣旨なので，エビデンス（統計的解析による証拠）最優先の堅苦しい専門家の世界からは距離を置き，想像や可能性重視の立場で述べていく。概略をつかめれば，この治療法がただ者でないことをわかっていただけると思う。

　筆者自身は磁気刺激の研究には一度も携わったことはなく，ある意味全くのど素人である。だが，素人だからこそ専門家が当たり前のこととみなして何気なく見過ごすことに気づけたりもする（素人の治療を受けるのは

心配だと思われると困るので，若干の謙遜が含まれているとのお含みおき
を……）。

　治療を担う側の魅力とすれば，治療理論のわかりやすさであり，受ける
側の魅力は高い安全性と効果の高さである。もちろん，うつ病と一括りに
しても様々なタイプがあるので，それにより効く，効かないが存在する。
筆者の考え，実際の手ごたえでは，慢性ストレスによるうつ病や神経炎症
によるうつ病に効果がありそうである。そのあたりを具体的な事例を通じ
て一緒に考えていきたい。

　執筆のお話をいただいた当初は，科学的知見や医学的所見を基盤にした
内容満載で書きたいと思っていたのだが，浅学菲才の筆者の知識や力量で
は残念ながらわずか数ページの記事で終わってしまいそうなことに気がつ
いた。実際に本を1人で書くのはたいへんな作業であり，次第にエッセイ
とか随筆のような書き方になっていったが，人生には無駄とか遊び心，
ユーモアが案外必要だと思っており，『どくとるマンボウ』の北杜夫先生
の大ファンでもあるので，そういう要素があってもよいかと自分の構想を
切り替えていった。幸いにも星和書店の石澤社長と担当の岡部さんから，
「（あまり期待していないので？）思っていることを自由に書いてください
ね。（でも大赤字では困るので，多少は売れる内容の本にしてください！
……）」と温かくてありがたいお言葉をかけていただいたので，それに甘
えながら何とか無知な自分に無理矢理でも鞭打ち，やっとのことで本とし
ての体裁にまとめることができた。

　「うつ病はこころの風邪」というキャッチフレーズの普及のためか，う
つ病とは風邪のように一過性の軽症ですぐに治るのではないかとの印象を
世間では持たれがちだが，それはとんでもない誤解である。うつ病は風邪
のように多くの人がかかる病気だという意味では正しく，風邪のようにす
ぐに治る病気という意味では正しくない。実際にうつ病になれば，当人に
しかわからない苦しみと闇が延々と続き，それまでのライフ（生活）の流
れに影響を与え，場合によってはライフ（命）を奪い去ることさえある。
各人に与えられた人生は有限である点だけが唯一平等であり，誰しもが有

意義で充実した時を前向きな気持ちで送りたいと願っている。長引くうつ病の暗闇に取り残され，ただひとり無限後退の日々を送っていくわけにはいくまい。ましてや病気の影響で完全な自由意志を失った状態で，人生の終止符を自分で打つなどあってはならないことである。その行為は自分だけの問題で終わらず，周囲の多くの人に後悔の念を深く刻み込んでしまう。

　このrTMS治療は，うつ病で苦しむ多くの人たちのパリの灯ならぬ希望の灯となり，治療抵抗性うつ病を寛解までシフトする可変性の翼を秘めているのではないかと筆者は感じ始めている。もちろん，実際の精神科治療では理論通りにいかないことのほうが当たり前であり，外科系のように手術でスパッと結果が出るわけでもなく，泥臭い試行錯誤の連続であり，そこにはスマートさの欠けらも感じられない。社会や人間という存在の理不尽さ，そして自分の無力さに日々直面するだけで，カッコよさなど微塵もない。「話せばわかる」ことは少なく，何度話してもわかってもらえないことのほうが多い。精神科医の仕事とは，日陰でコツコツ取り組み続ける地味なものである。テレビに登場して，脳科学の名のもとに人物像や社会現象を小気味よく斬って料理していく有名な「脳科学者」とはかけ離れた存在である。確かに精神科医の仕事が世間の脚光を浴びる社会など，いかにも不健全で気持ち悪そうなのでこれはこれでよいのだろう。

　大学の精神科に入局した若き日に，尊敬する年長の先輩から「（患者さんが不平や不満を吐き捨てる）ゴミ箱に徹しろ」と諭されたことを思い出す。「どうせ我々のできることは限られているので，せめて愚痴を聞いてやれ」との意味である。この捨て身の自虐性も矜持や美学としてならわかるが，本音がこれではこの道を目指そうとする若者は増えないであろう。精神医学は，他の医学分野から遅れた分野だと長らくみなされてきた。脳と心の因果関係さえ統一した定義ができず，精神疾患の原因がわからないのだから，治療法がわからないのも当然であろうと開き直るしかなかった。正直，偶然の発見，経験と手探りでやってきた歴史なので過度の期待はできない。

　ただ様々な脳機能や免疫機構の解明が徐々に進むにつれ，少しずつではあるが潮目は変わりつつある。その初歩的な一端はこの本を読んでいただければわかると思う。rTMSをはじめとしたニューロモデュレーションと呼ばれる新たな治療法は，端緒に就いたばかりであり，これからますます進化していく領域である。この世界に飛び込んで，うつ病，さらには他の精神疾患治療にブレイクスルーを起こし，それを基にさらなるイノベーションに挑もうとする野心と情熱にあふれた精神科志望者が増えることを期待したい。まだ注目の少ないこの分野が発展し，より多くの患者さんがその恩恵を受けられる日が来ることを願いつつ，ゆっくりと，そしてじっくりと筆を進めていくことにしよう。

目　　次

1.ある病院である患者さんに巡り合ったこと

　今でこそ医学部卒業後の進路はバラエティーに富むようになったが，筆者の時代には卒業後はまず母校の大学のいずれかの診療科医局に属するケースが多かった。最初に述べたように「何となく」という気分に流されていたので，そのまま母校の精神科の医局に入れてもらうことになった。入局後もそのまま何となくの生活を送っていたので医局から打診される人事に従い，働く病院を順々に移っていく生活である。

　脳卒中の急性期を過ぎて慢性期になると，それまで入院していた大きな病院から別の病院にリハビリテーション目的で紹介されることがある。そのような患者さんを受け入れる側の病院に勤め始めた時のことである。

　70歳の女性，Ａさんを担当することになった。Ａさんは右脳に脳出血を起こし，反対側の左の手足に麻痺をきたしていた。足に装具をつけて手には杖で，毎日規則正しくリハビリを受ける生活を送っている。すごく熱心で前向きな姿勢のようにも見えたが，新しく担当医になった筆者はなぜか妙な違和感を抱いた。もし自分が同じような境遇に陥れば，きっと過去を振り返り，これから先の生活のことを思い浮かべて悲しみや怒り，不安のために泣き暮らす生活を送りそうである。しかしＡさんはそのような素振りを全く見せず，まるで精密な機械のように毎日黙々とリハビリのプログラムをこなしていくのである。診察時にも泣き言は全く言わず，将来への不安もないと毎回言い続ける。「メンタルが弱いお前と違って強い人間力があるのだ」と言われてしまえばそれまでの話になってしまうが，その姿を観察していると逆に感情面での人間らしさが失われてしまったような気がして，その病院を辞めて別の病院に自分が移った後も，Ａさんのことは心の隅でずっと気になっていた。

　それから何年も経ってベストセラーにもなったV.S.ラマチャンドラン著『脳の中の幽霊』（日本語訳）を読んでいた時，脳卒中の患者さんのケースを紹介する中でとても衝撃的な一節を目にした。それをここにそのまま引用してみる。

　「右脳が左脳にくらべて情緒的に不安定な傾向があることは，かなり前からよく知られている。左脳に卒中を起こした患者は不安や抑うつに陥るようになり，回復の見込みについて気をもむことが多い。これは左脳が損傷を受けたために右脳が優性になり，あらゆることに悩むようになったからだと思われる。この反対に右脳に損傷を受けた人は，自分の困った立場にまるで無頓着な傾向がある。左脳はあまり動揺しないのだ」

　わかっていただけたであろうか。ラマチャンドランによれば左脳と右脳にはそれぞれの特性があり，脳卒中で右脳がダメージを受ければ左脳の特性が強く現れ，左脳がダメージを受ければ右脳の特性が強く現れるというのである。この理論をＡさんのケースに当てはめて考えてみよう。

　Ａさんは右脳の脳卒中を患っていた。つまり右脳のダメージで，左脳の特性が強く現れることになる。ラマチャンドラン曰く「右脳に損傷を受けた人は，自分の困った立場にまるで無頓着な傾向がある。左脳はあまり動揺しないのだ」。この内容を理解すれば「なるほど，これで謎はすべて解けた」と名探偵のコナン少年のように格好よく言えそうである。当時のＡさんの感情状態は，現実に対して無頓着に陥っていたのであろう。その無頓着さは将来の展望についての方向に強く現れ，動揺していない左脳は目の前に提示されたリハビリテーションの課題をただ黙々とこなすことに専念していたと考えれば，すべて辻褄が合う。これで長年抱いていた自分の違和感もきれいさっぱりと消え去り，「めでたしめでたし」のエンディングを迎えれば良かったのだが，そこは生来のあまのじゃくな性分で，右脳ではなく「左脳の脳卒中の場合」のことがどうも引っかかってしまう。

　改めて文面に目を通すと「左脳に卒中を起こした患者は，不安や抑うつに陥るようになり，回復の見込みについて気をもむことが多い。これは左脳が損傷を受けたために右脳が優性になり，あらゆることに悩むように

なったからだと思われる」とのくだりがある。「これって，うつ病の症状に通じるのではないか」，今度はそんな疑問がムクムクと湧いてきた。妙にこだわりを持ってしまう性分が得なのか損なのかはわからない。そして次のように考えた。「脳卒中では出血や梗塞により脳内の構造が物理的にダメージを受けるはずなので，機能の完全な回復は難しい。でも，うつ病の場合は物理的なダメージはない（少ない？）ので，何らかの方法で機能を回復させることができるのではないか」と。その時に具体的な方法論が浮かんだわけではないが，この発想は自分の心の片隅にこれ以降も残っていた。このことが，rTMS治療への取り組みにやがてつながっていく。

　最初に述べておくが，筆者は決して「脳がすべてを司る」と考える唯脳論者ではない。脳というものを持たない生物など無数に存在する。後で述べる線虫は脳を持っていないが，知性を感じさせる行動を見せてくれる。脳は生命活動を効率的に円滑に行う目的で，進化の過程において形成されていったと考えている。ただ，うつ病においては，心という抽象的な存在を中心に据えてあれこれ考えても，治療を含めた問題の最終的解決は難しいと思っている。うつ病では脳という臓器の役割，機能を外して考えることはできないであろう。だから，この後は脳を中心とした話を展開していくことになる。難しい部分もあるし，まだ詳細が不明で共通の見解に至っていない部分も多い。だから以後の話の一部は筆者の独断に基づく私見のところもある。しかし，本質的にはそれほど外れた話ではないとも思っている。読者の皆さんには，そういった前提で以後のページを読み進めていただきたい。

ここでの学び

「左脳の機能低下はうつ病の症状によく似ている」
「左脳の機能を上げればうつ病の治療につながるかも」

2. うつ病の診断基準を学ぶ

　左脳の機能低下はうつ病の症状によく似ていると言ったが，ここでうつ病の症状を診断基準に基づいて，まず確認してみよう。その症状群を簡単にまとめると下記の表のようになる。

　これらの症状が，過去2週間，ほとんど毎日，ほぼ1日中続き，激しい苦痛や社会的，職業的に機能障害をもたらすもの。これがうつ病の定義である。中でも，最も重要な症状としては，中核症状とも呼ばれる「抑うつ気分の持続」「興味や喜びの喪失」が挙げられ，うつ病と診断するには少なくともこの両者のうちの1つを確認できることが必須である。その他の項目はうつ病の重症度にも関わってくる症状群だが，非常にややこしいことに食欲であれば減退あるいは増加，睡眠であれば不眠あるいは過眠と正反対の症状が現れていても，とりあえず同じ基準で分類することになっている。このことからも，うつ病には様々な原因と成り立ちがありそうだということがわかる。

　結論として，うつ病には様々なタイプ，バリエーションがあるのだ。そう考えると，うつ病の薬がうつ病に罹患している人のおよそ3分の1に効果がないことも当たり前のように思えてくる。また診断基準から考えればわかるように，うつ病には理性の低下，そして感情や生体リズムの不安定さが背景にありそうである。

症状（診断基準）

・憂うつ　　・興味や喜びの喪失	どちらか1つを含む
・食欲の異常　　　　　　・睡眠の異常 ・そわそわする　または　体が重い ・疲れやすい　　　　　　・自分を責める ・思考力　集中力低下　　・死にたいと思う	合わせて 6～7つ（中等症） 8つ以上（重症）

3. 神経回路の仕組みについて学ぶ

　脳の細胞は無数の網目のようにつながって脳内のネットワークを形成するニューロンと呼ばれる神経細胞，そしてその周囲にあってニューロンの機能を支えるグリア細胞と大きく２つに分けられる。グリア細胞は３種類に分類され，その中でも今注目されているのは，ミクログリアという脳の免疫細胞である。脳の神経細胞の間にはシナプスという小さな空間があり，多くのイオンが存在し，神経伝達物質と呼ばれる化学物質がそこで働く。神経伝達物質には複数の種類があるが，グルタミン酸という興奮刺激を伝える神経伝達物質と，逆に細胞の興奮刺激を抑えるGABA（ギャバ）が特に重要である。また，脳幹と呼ばれる部位からは脳内のモードを大きく変化させるセロトニン，ドパミン，ノルアドレナリンなどの神経調節物質が広く脳内のシナプスに放出される。これらは回路の働きを修飾して広範な調節をする機能を持っている。

　人間の思考や行動などは，基本的にこの神経細胞が結びついて構成される回路（ニューロンネットワーク）の機能で成り立っている。神経細胞内では電気信号が流れ，神経細胞の末端にある神経終末で電気から神経伝達物質に信号が置換され，それがシナプスに放出される。シナプスに放出された神経伝達物質は受容体を介して次の神経細胞に情報を伝え，その神経細胞でも電気信号が発生して，同じようなパターンが連続して繰り返されて回路がスムーズに流れていく。脳内の多くはグルタミン酸を放出する興奮性のグルタミン酸神経が中心であり，随所に興奮を抑制するGABA神経が巧妙に配置され，バランスのよい回路の働きを実現する。

　仮にグルタミン酸神経しか存在しなければ，神経細胞は興奮することしか許されないので同じパターンで発火を繰り返す。そうなってしまうと画

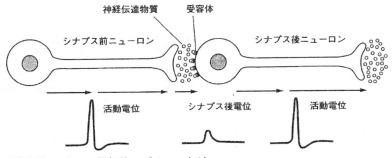

神経細胞における電気的シグナルの伝達

一的な同じ思考や行動しか許されず，環境に適応しながら切り替えて柔軟に生きていくことができなくなる。また，興奮のみを続けていると神経細胞は疲弊してやがて死んでしまう運命となる。興奮と抑制のハーモニーを状況に応じてうまく変化させながら，生存環境に適応できる形に回路を柔軟に変化させていく。この柔軟性を神経可塑性（かそせい）と呼んでいる。また，神経細胞に電気信号が流れることを発火と呼ぶ。神経細胞が発火するかしないかは，入力される刺激の大きさの総計によって決定される。

〈A神経細胞－シナプス－B神経細胞〉と回路の最小単位の構成部分を拡大して見ていくと，独特の性質があることがわかってきた。

たとえば，A神経細胞に高頻度で電気刺激を人工的に加えると，A神経細胞からたくさんのグルタミン酸がシナプスに放出され，B神経細胞に到達する。シナプスに接するB神経細胞の膜の表面には，シナプスを通ってやってくるグルタミン酸を受け止める受容体というタンパク質があり，そこにグルタミン酸が結合すると受容体のトンネルが開いて，シナプスに大量に存在するナトリウムがB神経細胞内に入ってくる。そして，入ってくるナトリウムの量が基準を超えてB神経細胞に発火が起こると，今度はB神経細胞の膜にある別の受容体が働き始め，その受容体のトンネルからカルシウムが流入してくる。入ってきたカルシウムは酵素を活性化させ，細胞の核の中でタンパク質の合成を促す。そのタンパク質は受容体の働きをいろいろな形で高めていく。

　つまり，AとBが同時に発火すると，Bの受容体の変化によりAとBのつながりが強くなるわけである。ナトリウムもカルシウムも陽イオンである。陽イオンが増えれば神経細胞は発火しやすくなり，逆に陰イオンが増えれば発火しにくくなる。そのため，このカルシウムの流入まで過程が進むと，受容体の強化がそれに加わり，B神経細胞の発火の頻度はさらに増える。強化される前と同じ刺激をA神経細胞に与えても，B神経細胞は以前よりもっと発火して電気信号を流しやすくなる。B神経細胞は核内で合成されたタンパク質を用いて受容体を強化しているので，その変化は長続きする（他にもリン酸化という方法で活性を一時的に調節するルートもある。また，受容体にはイオンが関係しないGタンパク質で構成されるタイプもある）。

　もちろんこの話は極端に簡略化しているので，詳細な部分では正しくはない。だいたいのイメージで捉えていただければ結構である。神経細胞は複数の相手から入力を受け，その入力のバランスによって神経細胞の発火が調節される。そういう連鎖が無数の網目のように広がっているので，実際にはそれほど単純ではない。とりあえずここで覚えておいていただきたいのは，「同時に発火する神経細胞同士は結びつきが強化される」という命題である。「ヘッブの法則」と呼ばれ，脳科学研究の大きな発見とみなされている。

　そして強化される現象を「長期増強」と呼ぶ。神経細胞の「入力」の部分でカルシウムが働いて長期増強が起こるわけだが，ごく普通の発火でもシナプスへの「出力」の際にはカルシウムが必要である。発火して神経細胞の軸索内を走る電気信号が神経終末に到達すると，そこに蓄えられている神経伝達物質がシナプスに放出される。その放出にはシナプスにあるカルシウムを神経終末内に取り込むことが欠かせない。カルシウムは体の骨を強くするだけではなく，脳内でとても重要な働きをしている。

　また，グルタミン酸神経の数に比べて数は圧倒的に少ないが，脳幹にある神経核群から脳内に広く放出されるセロトニン，ドパミン，ノルアドレナリンなどの神経調節物質が気分や感情，覚醒など脳内のモードを切り替

える働きに関わっていることも覚えてほしい（神経調節物質も広い意味では神経伝達物質に含まれるが，ここでは便宜上区別する）。

　グルタミン酸やGABAは瞬時に働くが，神経調節物質群はゆっくりと時間をかけて広い範囲で働く。モードの切り替えのためには，複数のシナプスに同時に，そして広範囲に神経調節物質の影響が及ぶ必要がある。もし神経調節物質が瞬時に働くと活動中に突然眠ってしまう，気分が一瞬で急激に変わるなどのことが起こり，生きていく上での大きな支障になってしまう。だから，これらは逆にゆっくり働いてもらわなければ困るのである。

　非常に難しい分野なので，簡単に説明する試み自体が難しい。わかりにくい点があることをご容赦願いたい。

ここでの学び

「同時に発火すれば神経回路の結びつきが強化される」（ヘッブの法則）
「強化される現象を長期増強と呼ぶ」
「長期増強にはカルシウムの働きが重要である」
「神経伝達物質のシナプス放出の際にもカルシウムが必要である」

コラム① マイ・ドリーム

　今では想像もつかないが，我々の医学部時代は割とのんびりしていた。特に最初の2年間の教養部の時期は朝遅くまで寝て，講義に出席するのは午後から，という学生が（小生も含めてごく一部）いた。「なんとなく」で通してきた小生とは違い，将来の方向性や目的を持ってしっかり努力しながら学んでいた優秀な同級生はそれなりの活躍をしている（と思う）。ところが不思議なことに学生時代，あまり熱心に勉強していたとは思えない同級生がアカデミックなポジションに就いていたりもする。おそらく卒業後に進んだ道で，新しく出会った人からの影響，巡り合った課題が本来持っていた好奇心を掻き立て学生時代のイメージとは異なる道に進ませたのであろう。医学部生活では「なんとなく」で過ごしてきた小生。金なし，彼女なし，顔に自信なしと「ないない」づくしの寂しい日々であったが，普通の人にできない体験をしたいとの野望（?）だけは持っていた。予備校時代からの愛読マンガ，新谷かおる先生の「エリア88」に出てくる戦闘機にいつか乗りたいと考えていたのだ。中東の某国を舞台に傭兵パイロットたちが織り成す物語であるが，敵役として登場する共産圏のミグ23が気に入っていた。医師として働き始めて数年が経った時に突然そのチャンスが舞い込んできた。ソビエト崩壊後の経済的に苦境に立ったロシアが外貨獲得のため自国の戦闘機を外国人に試乗させる企画を始めたのである。貧乏だった学生時代の反動もあり当時の自分の有り金をなげうって早速モスクワへと向かった。そしてモスクワ郊外のジューコフスキー空軍基地で憧れのミグ23に乗ってマッハ1.6の超音速を体験できたのである。詳細を書けば紙面が足りなくなるのでここで止めるが，「金があれば夢がかなう」の実体験となった。そしてその体験から数年後，某大手企業が主催した「あなたの夢をかなえます」の企画に「宇宙旅行に行きたい」との企画提案書を出して審査の末，見事優勝した。モスクワ近郊のスターシティという町にあるユーリイ・ガガー

リン宇宙飛行士訓練センターに滞在して重力加速器を体験し，イリュー
シュン76という大型輸送機に乗ってパラボリックフライト（微小重力体
験）にも参加できた。どちらもZOZOの元社長　前澤友作さんがソユー
ズで国際宇宙ステーション（ISS）へ出発する前に受けた訓練と同じであ
る。また史上２番目の宇宙旅行者としてISSに出発する直前の南アフリカ
の若き大富豪，マーク・シャトルワース氏とも話をする機会に恵まれた。
彼の一番大切なものは「ライフ（命）」であり，夢は「火星に行くこと」
との野心あふれる言葉は20年以上経った今でも耳に残っている。これも
詳しく書くと紙面が足りなくなるのでここで止めておく。スポンサーがつ
いたのでバレエ鑑賞以外での自己負担はほとんどなかった。今度は「金
がなくても夢はかなう」を体験したことになる。普通の生活を送る限り
ありえない非日常体験なので満足しているが，自己満足に過ぎないとも
感じる。ひとつ言えるのはチャンスがあればその時点でとりあえずやっ
てみることだ。以前の体験が後の体験につながったことも確かだ。今の
ロシア情勢を見れば２度とできない貴重な体験であったかもしれない。

戦闘機や輸送機に乗
ることに比べ，うつ病
のrTMS治療の安全性
はけた違いに高い。
rTMS治療が患者さん
をうつの暗闇から光の
世界へと誘い，その後
のライフ（生活）を変
えるきっかけになれば
と切に願う。

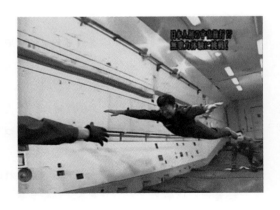

4. ストレスとストレス反応について学ぶ

　うつ病の主観的進行パターンとは，こういう感じが多いのではなかろうか。

「自分にとっては大きな何かが心の大部分を占める」
　▶「解決しなければならない別の問題が身に降りかかる」
　▶「今の自分のキャパシティを超える負荷を感じてくる」
　▶「最初のことも次のことも具体性がかすれて遠のく」
　▶「たいへんなことになってしまった。解決など不可能だ」
　▶「何でこうなったのだろう。何がいけなかったのか？」
　▶「自分ってどうしてこうなのだろう。ダメな人間だな」
　▶「周りにも迷惑をかけて，生きていく資格も値打ちもない」
　▶「頭の中がネガティブな自己感覚で占められていく」
　▶「出口も救いもない暗いトンネルの中に閉じ込められる」
　▶「社会とのつながりを絶たれ，絶望の淵に立たされる感覚」

　うつ病は「なりやすさ」という素因の上に，自分が意識できる・できないにかかわらず，生体へのストレスが契機になって起こると考えられる（遺伝的素因＋ストレス要因 → 発症へ）。
　ストレスには解決しなければならない自分に課せられた課題や肉親の死，個人的な悩みごと，あるいは体の内部の身体状態の悪化など，いろいろなものが考えられるが，一言で言えば現在の状況を変えうる「もの」と考えてよいだろう。昇進後や志望校への入学後，うつ病になる話も時々耳にする。本来なら喜ばしいことにもかかわらず，逆にうつになってしまう

のは奇妙に思われるが，実はそれらも「現状変更の出来事」であり，恒常性（ホメオスタシス）に干渉するものは何でもストレスになりうるということである。1つだけなら大丈夫でも，複数のストレスに同時に襲われると，その人の耐性・対処能力を越えてしまい，恒常性に大きな危機が生じてしまう。

急性ストレス状態

急性ストレス状態になると，それに対応できるように脳と体に変化が生じる。胃や腸に流れる血液の量を減らして筋肉への血流を増やし，闘争や逃走のために素早く動けるように準備したり，脳からの指令でストレス対応ホルモンを血液中に放出して脳と体のモードを変化させていく。例えば……

1．炎症を抑える（怪我をものともせず動く）
2．体内の糖の産生を促進する（エネルギー産生）
3．脂肪酸遊離を促進する（エネルギー産生）
4．副腎髄質やニューロンのカテコラミン合成促進（集中力を強化する）
5．海馬への記憶機能促進（次に活かすため全力で覚える）

急性から慢性ストレス状態へ

脳にある視床下部から下垂体を経由して副腎にストレス情報ホルモンがリレー的に伝達され，そこから血液中に放出されるストレス対応ホルモン（コルチゾール）は脳の深部にある海馬の機能を高め，逆に海馬は視床下部に働きかけてストレス情報ホルモンの放出を抑える（ネガティブ・フィードバック）。この時，海馬にあるグルココルチコイド受容体がコルチゾールと反応してネガティブ・フィードバックが作用する。脳の前部表面にある前頭前野でも同様の働きが起こるようである。それとは反対に，扁桃体はストレス情報ホルモンの放出を促し，ストレス対応ホルモンの放出を増やそうとする（ポジティブ・フィードバック）。

これらのフィードバックシステムがうまくバランスをとって，ストレス

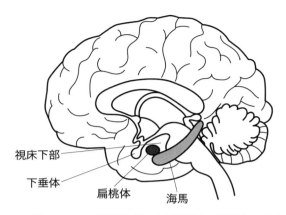

視床下部
下垂体
扁桃体　　海馬

生体がストレスを感知すると，視床下部から下垂体にCRHというホルモンが放出され，それに反応した下垂体からは血液中にACTHというホルモンが放出される。ACTHは血流に乗って腎臓の上にある副腎に到達し，次に副腎からコルチゾールが血液中に放出される。また視床下部，下垂体，扁桃体，海馬の位置を示す

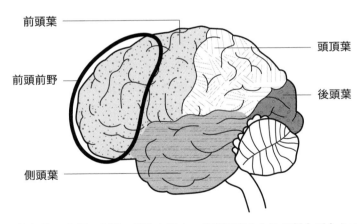

前頭葉
前頭前野
側頭葉
頭頂葉
後頭葉

外見上，機能的に分類した脳の構造を示す。前頭前野の占める割合が大きいことがわかる。前頭前野の背側（後側），外側に当たる部分を背外側前頭前野と呼ぶ

に対応できる心身の状態を維持する。ところが，ストレスが持続して次第に慢性化していくと，この仕組みに綻びが生じてくる。

　ここで各部の機能について，おおまかにまとめておこう。

　①海馬は，新しい出来事を記憶してそれを保持すること，あるいは数年

前までの記憶を思い出すことに関わる。

②扁桃体は，恐怖や不安，心配など，どちらかと言えば負の感覚的な入力を受け入れて負の感情として強める働きを持ち，ストレス対応ホルモンの分泌促進にも関わっている。

③（外側）前頭前野は，この瞬間の意識的記憶の維持や過去の記憶を思い出すこと，あるいは物事を考え，計算して，行動を選択して実行に移す遂行機能などに関わりを持つ。

大脳の表面を覆う厚さ1.5〜4.5mmの部分を大脳皮質と呼び，前頭前野は皮質の一部分で人間の理性的な面に関与する。海馬と扁桃体は脳の深部に位置し，本能的な反応に関与している。

慢性ストレス状態

ストレスが長期間持続すると，ストレス対応ホルモン（コルチゾール）が海馬と前頭前野のグルココルチコイド受容体にダメージを与え，ネガティブ・フィードバックを介して，ストレス対応ホルモンの放出を抑える力が弱まってくる。それとは反対に扁桃体の機能はますます高められ，さらにストレス対応ホルモンの放出を促す。最終的に海馬と前頭前野の細胞は過剰なストレス対応ホルモンの影響を受け，樹状突起と呼ばれる部分が萎縮して神経同士のつながりが弱くなる。その一方で扁桃体の機能は極端なまでに高まり，本来は中立的である入ってくる刺激さえ負の感情に帯びたものへと変えていく。そういう状況に陥ると，周りの世界から受ける刺激の処理が修飾され，急に世界が悲哀感に満ちたものに感じられていくだろう。

一定期間の感情の持続が気分を生み出し，これが抑うつ気分のベースとなる。前頭葉のダメージにより理性的な行動，合理的な思考は衰え，海馬のダメージで神経細胞の新生が失われて各部の修復が困難となる。海馬の機能の低下により，新しいことを覚えることが苦手になり，仕事や学習の効率に支障をきたすようになる。前頭前野の機能低下は「ボ〜ッとして何も考えられない」などの思考の低下，自分で決めて自ら行動することがで

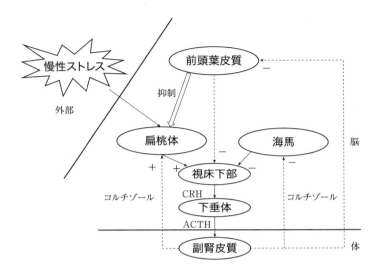

慢性ストレスが続き，コルチゾールが増えると，海馬と前頭葉皮質は（−）のダメージを受ける。ネガティブフィードバックが効かなくなり，視床下部からのCRH放出を抑制できなくなる。前頭葉皮質はダメージを受けて扁桃体の活動を抑えられなくなり，また過剰なコルチゾールは扁桃体の働きを高め，CRHの放出増加，コルチゾールの放出増加を促していく

きなくなるなど，生活面でも支障をきたすであろう。

　この悪い相乗効果は「以前と違って何もできないダメな自分になってしまった」との現在の自己認識を生み出し，自らの自己評価を極端に低下させていく。長く続くストレスが脳内の前頭葉・海馬・扁桃体に変化を引き起こすことで，うつ病の病態の一部を説明できる。つまり，前頭葉と海馬の機能低下，扁桃体の機能亢進がうつ病の人の頭の中で起こるケースがあると考えられる。また，慢性のストレスは交感神経の過緊張状態へとつながり，ノルアドレナリンの放出の増大を招く。これが体内の免疫系を刺激して，慢性炎症の基盤になることもわかってきた。慢性ストレスが慢性の炎症を引き起こし，さらにはそれがうつ病の発症にもつながるという新しいラインも見えてきたわけである。

ここまでの知識で考えれば……

慢性ストレスでコルチゾールが過剰に放出され，前頭葉と海馬で神経細胞のつながりが弱まってくることがわかった。一方で神経細胞のつながりを強化する方法も学んだ。そう，神経細胞を高頻度に電気刺激する方法である。また，脳卒中の患者さんの例からもわかるように，どうやらうつ病では左の前頭葉の機能が落ちている可能性が高そうである。つまり，左の前頭葉を高頻度で電気刺激をすれば，少なくともうつ病の症状の一部を治すことができるのではないかと自然にそう思えてくる。すでにおわかりとは思うが，rTMSとはまさにそれを行う医療機器である。もう少し具体的にその仕組みを述べてみよう。

rTMSの治療原理について

rTMSの仕組みを人に説明する時には，IHクッキングヒーターとの共通点を必ず用いることにしている。ところで，IHクッキングヒーターがなぜ鍋の水を温めることができるか，ご存じであろうか。IHクッキングヒーターではトッププレートの上に鍋を置くことになるが，トッププレートの下を上からのぞくことはできない。実はトッププレートのすぐ下には，細い銅線を編んで造られたうず巻き状の磁力発生コイルがあり，これに高周波交流電流を流すとコイルに強力な磁場が発生し，磁力線がプレートを通過して，その上に置かれた鍋の底に当たる。この磁場によって鍋の底の金属表面に渦電流と呼ばれる電気の流れが発生し，鍋の底の金属が抵抗となって鍋底の金属表面が発熱する。そもそもIHとは，電磁誘導加熱の略らしい。加熱された鍋からの熱が伝わって調理中はプレートも熱くなるが，鍋も何もない状態でスイッチを入れて電磁誘導を起こすだけならプレート自体は熱くならない（頭ではそうわかっていても，臆病な筆者はプレートの上に浮き上がる赤い丸の部分は怖くて触れない。だから自分で実証実験はしていない）。

rTMSもコイルに電流を流すことで磁場を発生させる。しかもそれを連続的，反復的に繰り返すことで変動磁場を生み出す。コイルから生じた磁

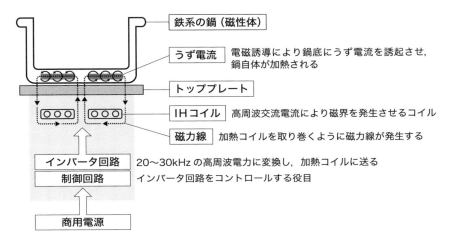

鉄系の鍋（磁性体）	
うず電流	電磁誘導により鍋底にうず電流を誘起させ，鍋自体が加熱される
トッププレート	
IHコイル	高周波交流電流により磁界を発生させるコイル
磁力線	加熱コイルを取り巻くように磁力線が発生する
インバータ回路	20〜30kHz の高周波電力に変換し，加熱コイルに送る
制御回路	インバータ回路をコントロールする役目
商用電源	

IHクッキングヒーター：コイルに流れた電流が磁界を発生させ，トッププレートを通過して鍋底にうず電流を生み出す。うず電流は金属の抵抗により熱エネルギーに変換される

場は頭皮や頭蓋骨などの絶縁組織を通過し，ほとんどその部位には不快感を起こすことなく脳の表面に電流を起こし，その電流が神経細胞を興奮させる。磁場自体が生体組織を直接刺激するものではなく，誘導電場による渦電流が生体組織を刺激する。IHヒーターのプレートが熱くならないのと同じで，頭皮が熱を持って火傷をすることはない。

　この磁気刺激を高頻度に繰り返し起こすことが，うつ病治療のプロトコルになっている。繰り返し刺激により変動磁場を発生させ，高頻度の電気信号を間断なく皮質の表面に送り続けることで皮質の神経細胞群の発火を促し，神経細胞間のつながりを強化して異常になっている回路を正常な状態へと近づけることが治療のカギである。

　具体的には1回のセッションで10Hz・4秒間の磁気刺激，26秒間の静止状態というパターンを計75回・37.5分の時間をかけて行う。つまり3,000回の磁気刺激が1回のセッションで加えられることになる。この4秒間の磁気刺激の最中は「トントントントン……」とかなり大きな音がするため，治療を受ける人には耳栓をしてもらっている。また，人によってはこ

の時に頭皮を指ではじかれるような痛みを覚える人もいるが，ほぼ全例で治療回数を重ねるうちに，その痛みが気にならなくなってくる。「慣れ」と言ってしまえばそれまでだが，そこにもrTMSの治療効果が含まれているかもしれない。このことは後でまた触れることにする。

　IHクッキングヒーターの作動と停止を超高速で繰り返すイメージで，さらに出力も高いために当然機器への負荷は大きい。機器は熱も帯びてくるので冷却装置もつけねばならず，どうしても大掛かりな装置になってしまう。それからrTMSでの磁気刺激が届く範囲は，コイルから1.5〜2cm程度とのことなので頭皮，頭蓋骨を越えて脳の表面の皮質と呼ばれる領域までは何とか届く。そのため，必然的に刺激部位は大脳の皮質となる。その刺激部位を窓口にして脳の深部まで張り巡らされた回路を使って広範囲に影響を与え，異常を呈している回路の流れ全体を正常な状態に近づけようとするのがrTMS治療である。

　ここで話題にしているrTMS治療の医療機器は，日本の厚生労働省の薬事承認を受け，中等症以上のうつ病治療の保険適用で用いられている米国ニューロネティクス社のニューロスターである。他にもrTMS装置はあるが，それぞれに機能やプロトコルが異なり，当然治療効果も異なると思われる。自費診療にて他のrTMS機器でうつ病治療を受けたが効果が見られず，改めて当院のニューロスターで治療したところ，15回の治療後に寛解状態に至ったケースも経験した。うつ病治療において保険適用を受けたということはそれだけ幅広い人たちに効果があると認められ，確立された標準プロトコルを有すると捉えてよいだろう。自費診療で行われている他の機器については正直よくわからないので，実施している当該医療機関に直接お尋ねいただきたい。ニューロスターを用いて保険適用のうつ病治療を行っている医療機関は，臨床TMS研究会などを通じて連携して情報交換を行っている。臨床TMS研究会のホームページには，rTMS治療の実施医療機関が掲載されているので，治療を考えている方はぜひ参考にしていただきたい。

　保険適用のニューロスターでの治療の話を続けていく。その適用とは，

　まず前提としてうつ病との診断を受けていること，そしてハミルトンうつ病評価尺度17（HAMD-17）という対面での検査を用いて14点以上，現在中等症以上のうつ病，うつ状態にあると当該医療機関で診断されることが必要である。また，少なくても1種類以上の抗うつ薬でのうつ病治療を受けていることも必須である。薬を飲まずにうつ病を治したいと希望する方がいるが，それは残念ながら現状では無理であることを説明している。逆にどういう抗うつ薬を服用しながらrTMS治療を受けるべきかと尋ねられることもあるが，正直こちらが知りたい課題である。紹介元の医療機関からすでに処方されている抗うつ薬を継続しながら当院でrTMS治療を行うケースが多いが，抗うつ薬の種類においてそれほどの差はないというのが現時点での正直な実感である。

　rTMS治療は，抗うつ薬の作用から独立して強力な効果がありそうである。想定される作用の仕組みが抗うつ薬とrTMSの両者では異なるので，当たり前と言えば当たり前だが。その点は，実際の治療体験者の症例を通じて見ていきたい。

　気になる副作用だが，先にも触れた磁気刺激による頭皮の痛みが筆頭に上がる。ただこれも出力を下げて行うことで対応でき，回を重ねるごとに徐々に出力を上げていけばよいだろう。不思議なことに当初はとても痛く感じても，途中から痛みの感度が下がって痛みを感じにくくなるようである。筆者は，それ自体もrTMS治療の治療効果の一部ではないかと考えているが，その点も症例を通じて持論を述べてみたい。

　また，脳の神経細胞を強力に刺激するので，てんかん発作の誘発が気になるが，実際に起こる頻度はとても低く，臨床上はまず心配はない。ただし，すでにてんかんの診断を受けている人にはこの治療は行えない。そして，体に磁性体や金属を埋めている人も要注意で，禁忌事項があるので担当医師に直接尋ねていただく必要がある。

　左背外側前頭前野が磁気刺激による治療部位になるとのことだが，その場所はどうやって決めるのだろうか。脳には運動野と呼ばれる場所がある。そこを刺激すれば，反対側の筋肉を動かすことができる。自分で動か

すまいといくら頑張ってみても無理で，刺激に反応して必ず動いてしまう。頭皮上を目測にて左運動野と思われる部位にコイルを押し当て，単発の磁気刺激を与えて反対の右側の手の指の動きを観察する。脳から手へと伸びている運動神経は延髄という場所で反対側に交差するので，左脳の指令は右手に伝わる。いくつかの作業を重ねて，運動野の中でもっとも指の動きがよい場所とその刺激強度を決めていく。それが決まれば，その場所から5.5cm前方の背外側前頭前野の部位が治療における刺激部位と自動的に決まり，治療での出力は運動野で決めた刺激出力を100％とした場合の120％と，これまた自動的に決定される。長年の研究からこの方法がもっとも効果的であると結論されたそうである。他に，イスに座った姿勢の位置や細々したデータを記録しておき，次回から毎回それに合わせてマニュアルで治療準備を行い，淡々と以後の治療を行っていくわけである。

　子ども時代に父親が計算尺を使っていたのを見た記憶があるが，まさにそんな感じの手作業で最初に計測した数値に合わせて準備していく。rTMSに触れる前は最先端の治療機器のイメージがあったが，実際はとてもアナログ的な感じである。全自動で格好よくすべてできればよいのだが，そうなると機器の値段も治療費もぐーんと跳ね上がるだろう。欲を言えば脳表面を可視化して治療部位を決め，脳の各種部位ごとの活動性の変化を治療前後の画像を用いて比較しながら観察したいのだが，それはもう少し先の未来の話である。今は現状に合わせてやっていくしかない。

　毎回こんな感じで約40分の治療を行い，15回終了時に改めてHAMD-17を受けていただき，その点数を調べる（HAMD-17の点数が高いほど，うつ病はより重度と判定される）。もし最初の点数より20％以上低くなっていれば効果ありの判定が下り，さらに残り最大15回まで治療を続けることができる。逆に20％以下の改善度であれば効果なしと判定されて，治療はそこで中止となる。

　一方，7点以下であれば現時点ではうつ病を脱したという意味で「寛解」と判断され，そこで治療を終了するか，回数を徐々に減らしながら継続していくかを選ぶことができる。

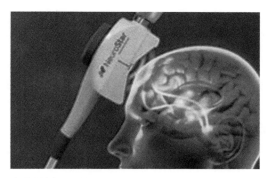

左背外側前頭前野にコイルを当て，磁気刺激が発生し，それが脳に伝わると電気信号へと変わって脳内回路に広がっていく（イメージ像）

　肝心のうつ病治療の効果であるが，おおむね40％ぐらいの人が寛解まで至るとの海外からの報告がある。その多くが長年抗うつ薬による薬物療法や心理療法を受けて反応が乏しかった人たちなので，rTMS治療の治療反応性は今までの治療法と比べて驚くほど高いと言っても過言ではないだろう。

コラム② うつと炎症

今の病院に勤務して1ヵ月も経たないうちに，猛烈な吐き気と嘔吐を繰り返すようになった。前の病院では自宅から歩いて5分で病院まで通勤できたが，新しい病院の通勤は車で30分プラス船で3分という状況になり，大きく環境が変化した。環境の変化によるストレスや不安のせいで一時的にこうなっているのだろうと考えたが，あまりにも吐き気や嘔吐が長く続く。友人の消化器内科医に胃内視鏡検査をしてもらったが，胃に問題はないとのこと。

原因が不明のため，不安になりながら通勤していたが，そんなある日，同僚医師から「体が黄色いぞ」と指摘され，すぐに血液検査を受けた。結果は黄疸を伴う肝炎で，肝機能障害を示す指標が信じられないほど高くなっていた。すぐに休職して自宅で休むことになったが，自宅のベッドで寝ていると，今までに興味のあったことにも無関心となり，経済的にたいへんな時期にもかかわらず，「仕事を辞めてフリーターになろう」という考えが浮かんできた。さらに驚くべきことに2週間で体重が10kg以上減った。太って履けなくなっていた昔のズボン（パンツ）が履けるようになったが，全く何の喜びも感じられない。このまま引きこもりの生活に陥りそうになったが，なぜか次第に肝機能が正常まで改善し，吐き気も全くなくなった。それと同時にあっという間に体重も元に戻り，現実的でないフリーター生活志向も消えてしまった。

今思っても不思議な経験であるが，「体の炎症が精神状態を変える」ことを身をもって体験したわけである。それ以来，小生は「炎症がうつ病を引き起こす」という「神経炎症仮説」を支持している。また，がん専門医であってもがんに罹患することがあるように，精神科医であっても当然うつ状態やうつ病になる。そして，いざうつ状態やうつ病になってしまうと，がん専門医とは異なり，自分が持っている「うつ病の知識」が全く役に立たなくなることを病気が改善した時点で実感する。理性が

薄れ，感情優位に支配され，合目的な思考や行動ができなくなる。豪放磊落なイメージが強い知り合いの精神科医がいるが，同じようにうつ状態になった時には「周りがみんな自分たちをだまそうとしている。周りの話を聞くな。だまされるな」と家族に言って自宅に引きこもった。普段からその人物を知っている小生は「この人，何を言っているのだろうか」といぶかしげに思ったが，車の運転が得意なはずの彼が「運転が怖いから送ってくれ」などと言うので，正常な判断ができなくなっていることがよくわかった。幸い，しぶしぶ周囲の説得に応じて某医療機関に入院して薬物療法を受け，妄想的な思考も生じており，重症と判断されたために電気けいれん療法も受けたそうである。

その後，症状がよくなってから話す機会があったが，「あの時，何でそう思ったのかわからない。全く不思議な気がする」と言っていた。そしてしばらく経った後に心臓の血管が高度に詰まっていたことが判明した。そう，彼の場合も心血管イベントという炎症が，うつになる前から存在していたのだ。

昔から初期のがんが発生した場合，「警告うつ病」なる現象が知られていた。がんになったことを警告するかのようにうつ病になることがあるという。これもよくよく考えれば，初期のがんが発生して免疫炎症反応が始まり，その炎症の結果，うつ病が引き起こされるということであろう。とにかく，今，精神科の世界では「うつと炎症」の関係がホットな話題になっていることを読者のみなさまにお伝えしておく。

5. 神経調節物質についてもう少し学ぶ

　うつ病の薬，抗うつ薬の中心になる作用は神経調節物質の１つであるセロトニンの機能を高める働きである。つまり，セロトニンが脳内で増えるとうつ病がよくなるので，逆説的に脳内でのセロトニンの減少がうつ病の原因ではないかとの考え方である。

　一般にうつ病の人が薬を飲むと，およそ３分の２の人に何らかの改善効果が現れる。しかし，残りの３分の１の人には効果が現れない。また，薬を飲むとすみやかに脳内のセロトニン量は増えるが，薬が実際に効いてくる場合は少なくても２週間以上の期間を要することが経験的にわかっている。セロトニンが足りないことがうつ病の直接の原因になるなら，薬を飲むとすぐにうつ病がよくなるはずである。この時間差の謎から，ことはそれほど単純ではないことがわかる。

　現在の主流の考え方の１つとして，セロトニンが神経細胞の核内で，ある種の栄養タンパク質のようなもの（BDNFと呼ばれるものなど）の合成に関与し，そこで作られたタンパク質が弱っている神経細胞に働いて神経細胞の機能を回復させるという説がある。タンパク質が作られて，それが実際に効果を発揮するまでにかかる時間が謎の時間に該当するようである。

　また，ドパミンも意欲や前向きな気持ちに関わっていると考えられ，うつ病治療に大きな影響を持っているようである。これらが脳幹という場所から脳内に広く放出されることは前述のとおりである。さらに，セロトニンは一部でGABAの働きを仲介していることもわかっている。扁桃体の入力部に存在するGABAの機能はセロトニンの支配を受ける。抗うつ薬でセロトニンが増えれば，この部位でのGABAの働きは強くなり，扁桃

体に入ってくる入力刺激を減弱して扁桃体からの出力反応を抑えることができるであろう。これは扁桃体の過活動で増幅されるはずの入力を扁桃体の入り口で抑え込むことで，結果として扁桃体からの出力を弱める抗うつ薬の即時効果と考えられる。しかし，抗うつ薬が実際に効いてくる時間尺度から考えれば，うつ病に対するその効果は非常に弱いのかもしれない。

そして，GABA受容体に直接働く抗不安薬は，この仕組みと同様以上の効果を持つと考えられる。ただし，GABA受容体に効く薬を飲んでそれが効いている時間内は不安症状が多少治まるが，薬が代謝されて体内から消えれば効果はなくなるので，うつ病の根本的治療にはならない。一時的に不安は減っても，抑うつ気分の改善にはつながらない。抗うつ薬を避けて抗不安薬だけを服用しても，うつ病全体の症状は治りにくいことを知識として知っておいてほしい。

ここでの学び

「セロトニン関連の抗うつ薬は，効果が出るまで時間がかかる」
「ドパミンもうつ病治療で重要な役割を果たす」

6. 前頭葉について学ぶ

　前頭葉は脳の前方にあり，広範な領域を占める。前頭葉の中でもさらにその前のほうにある前頭前野は，背外側前頭前野（DLPFC），内側前頭前野，眼窩前頭前野と大きく３つに分けられる。背外側前頭前野は遂行機能（計画的に順序だてて行う能力）や作業記憶（必要な情報を短期間，頭の中で維持して操作する）に関わり，内側前頭前野は意欲や他者の心の推定などに関わり，眼窩前頭前野は意思決定や情動処理に関わると言われている。この３つがうまく連動して人格や行動のパターンが作られる。

　前頭葉は脳の進化の過程で最後に発達した部位と考えられており，進化的に古くから存在する脳の深部の働きを主に抑制することで調節している。理性とはその場の状況に合わせて本能的に湧き上がってくる感情を抑えて，集団の中で適切と思われる行動を取ることであるから納得できる話であろう。

　うつ病においては背外側前頭前野の機能低下，内側前頭前野の機能低下，眼窩前頭前野の機能亢進が考えられる（細部においては諸説あり）。背外側前頭前野の機能について付け加えれば，ここがうまく働かないと現実と現実でないことの区別ができなくなるようである。

　夢を見ている時はこの部位の活動が落ちているので，どんなに奇妙な内容の夢でも，見ている最中は不思議に思わない。空を飛ぼうが，現実には音信不通の小学校時代の同級生が出てこようが何の疑問も抱かない。目覚めてから背外側前頭前野が再起動した段階で覚えている夢の内容を振り返って，「変な夢を見たな」と感じることになる。しかし，その時点でノートにでも書き写さないとすぐに内容を思い出せなくなる。作業記憶は短時間しか維持できないからである。

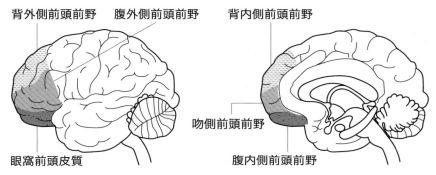

左：脳を外表面から見たところ。右：脳を真ん中で縦切りにして内部を見たところ

　覚醒時にrTMS治療で直接ここに刺激を与え，病気のために下がっている機能を少しでも上げることができれば，うつ病のために陥っている現実感の薄い虚無の世界から抜け出る手助けになると考えられる。

7. 扁桃体について学ぶ

　脳の深部に扁桃体という名前の構造体がある。喉の奥にある扁桃腺と勘違いされやすいが，両者は全く別のものである。扁桃とはアーモンドの意味で，扁桃体も扁桃腺も形がアーモンドに似ているため，そのように名づけられたようだ。

　一言で扁桃体の機能をまとめれば，生存を高めるための情動的反応を担っているということになる。そして，前頭葉の内側前頭前野からグルタミン酸神経を介した調節を主に受けている。ここで注意したいのは，前頭前野から高圧的，一方的に扁桃体が押さえつけられているわけではないということである。扁桃体からも前頭葉に多数のシグナルが様々なルートを通じて送られており，互いに双方向に影響を与え合っている。ただ，内側前頭前野からのグルタミン酸神経のシグナルは，扁桃体の活動を抑える力が強いようである。理性で感情を抑えるとは，こういうことなのかもしれない。

　扁桃体の役割として有名なのは，散歩中でのヘビと木の棒の喩えである。山道を散歩中，一瞬草むらの中にクネクネした細長い物体が突然目に飛び込んできたとする。次の瞬間，気づけば体が後ろに飛びのいているであろう。これは「草むら」「クネクネした細長いもの」という視覚情報が，とっさに体を反応させたと考えられる。一方で，思考の流れとしては「草むらに細長いものがいる。もしかしてヘビではないか。いや待て，よくよく見ると木の枝だった。一瞬驚いたけれど，これで一安心だ」となる。この思考の流れが扁桃体に届くと，扁桃体が生み出した行動が（まだ持続していれば，の話だが）途中で抑えられる。物体を意識的に認識する前に危機的緊急状態を察知して，とっさに本能的な対処行動を取らせるこ

とは扁桃体の大切な機能である。逆に本能的な対処行動が取られて，それがまだ完全に終了していない時間に意識的な安全情報が扁桃体に届くと，本能的行動は途中で抑え込まれてしまう。

　人間のような意識構造を持たない動物にとって，たとえパターン化された行動しか生み出さないとしても，生存のために扁桃体は重要な役割を持っている。扁桃体の活性化に伴う定型的な行動パターンは固まって動けなくなる（Freeze），逃げる（Flight），戦う（Fight）の「3F」である。繁華街で突然轟音とともに爆発が起これば，ほとんどの人は一瞬動作を止めて動けなくなるだろう。次の瞬間，その場からできるだけ遠くに離れようとするはずである。扁桃体は刺激の評価を無意識下に行い，生存の可能性を高める方向に個体を誘導する。「クマに出会ったら死んだふりをしろ！」とよく言われるが，あまりにも大きなパワーの差があるため，「逃げる」「戦う」の選択肢への移行がストップしてしまい，人が固まって動けなくなる状態が続くので，結果的に死んだふりになるのではないか。こういうのを本能と呼ぶべきなのだろうか。

　また，扁桃体は入力刺激に情動的な意味づけも行う。扁桃体の活動が活発になれば，本来，中立的な刺激にも情動的な意味づけが行われ，これが繰り返されることで，自分を取り巻く外界は不安と恐怖に満ちた世界へと色づけされていく。その結果として，抑うつ気分や無力感が形成されていくであろう。扁桃体が破壊される病気からわかったことであるが，扁桃体が破壊されると，他人の表情，特に恐怖の表情を読み取れなくなるという。逆に考えれば，扁桃体の過活動は中立的な表情を恐怖に満ちた表情に感じさせるであろう。自分を見る他人の表情がことごとく恐怖に満ちているなら，自分自身に対する解釈としては「自分が人から嫌われている」などの妄想へと発展しないだろうか。

　興味深いことに，うつ病では左の扁桃体の血流増加と過活動が認められる。左背外側前頭前野の機能の低下と左の扁桃体の過活動，この両者は片側性でシーソーのようにバランスを取っているのだろうか。非常に興味深い話だが，詳しいことはまだわからない。

8. 海馬について学ぶ

　海馬はタツノオトシゴの形をした脳内器官で，記憶に関する働きを担うことで有名である。海馬は集まってくる種々の感覚情報を記憶という形でまとめあげて脳内に保管する。また，保管された記憶の断片を拾い集めて再構成し，「思い出す」ことにも関わっている。

　一般に記憶と言えば体験としての出来事の記憶（エピソード記憶）と，事実としての記憶（意味記憶）に大きく分けられるが，エピソード記憶は「私は思い出す：remember」ことが特徴で，意味記憶は「私は知っている：know」ということが特徴になる。意味記憶には「なくよ　ウグイス　平安京　794年平安京遷都」のように，過去の事実として学習で覚え込んだ記憶以外にも，エピソード記憶から具体的なシーンが薄れて次第に意味記憶へと変わっていくものもある。エピソード記憶を思い出す時は，そのエピソードが起こった時点での自分の気分状態に似ているほど，後になって思い出しやすい傾向があることがわかってきた。

　うつ病の場合で考えれば，抑うつ気分で思い出すエピソードは過去の自分の体験で暗い気分になった時の出来事ばかりになってしまう。また，暗い気分になる出来事は，自分がうまくいかなかった失敗体験，屈辱体験が多いと思われるので，そこから抽出されてくる意味記憶は「無力で何をやってもダメな小さな自分」のイメージになるであろう。四六時中，こんな否定的なイメージに取りつかれてしまうと，自己評価はグングン下がり，この世の中での自分の居場所を失って「もう生きたくない。死にたい」との気持ちが自然と芽生えてくる。そういうことを自ら思い出したいわけではないのに，うつ状態へのスイッチが入ってしまうと勝手に自動的に想起されることになる。それが何度も反復され，「どうしてこうなった

のだろう。何がいけなかったのか。あの時どうすればよかったのだろう」
と反芻して繰り返し自問するが，前頭葉機能が下がって合理的な思考が妨
げられている中で，いくらそれを探ろうとしても望むような答えにはたど
り着けない。外界への興味や関心が相対的に薄れ，焦点が自分のみへと向
かっていく。

　また，自分の身体状態についても誤認するようになり，病的な身体状態
にあると捉えてしまう。家族や友人，知人とのつながり感も薄くなり，孤
立した無力な自己がクローズアップされていく。人は進化の過程で社会的
動物になったので，孤立した状態では生存が厳しくなる。

　さらに，海馬機能は空間的配列にも関わっている。認知症で海馬がダ
メージを受けると，道に迷うようになることからもそれはわかるであろ
う。空間的に構成される時間的順序配列を失ったエピソード記憶の想起
は，はるか遠い昔の出来事さえも，さもそれが今起こっているかのように
本人に感じさせる。本来であれば現実と非現実の区別を担う背外側前頭前
野の機能により，そういう現象は否定されてすぐに却下されるはずである
が，うつ病の症状が進んでしまえば，その機能が失われてしまう。

　セロトニンの低下は衝動性を高めることがわかっているので，うつ病の
影響でセロトニンが低下していれば，自殺への衝動につながることもあ
る。セロトニンは将来の報酬に対する忍耐力を強化することもわかってお
り，その低下は今とは異なる将来の明るい展望を心の中で描いて，それを
粘り強く待とうとする力を妨げる。時々，仕事の面でも私生活の面でも順
調に見えた芸能人の不可解な突然の自殺がショッキングな謎として報じら
れるが，筆者は上記の状態が複合的に起こった結果ではないかと考えてい
る。他人の目から見て得られる本人の情報で，他人が構築する本人に対す
るストーリーがいかに幸せに満ちて順調そうであっても，理性や合理的な
思考をうつ病のために本人が失っていれば最悪の悲劇が訪れることがあり
える。

　「コラム②：うつと炎症」で述べたように，うつ病治療の専門家でも
いったんうつ病になってしまえばその知識は全く役に立たなくなり，悲観

的な流れに抗うことができなくなる。

　うつ病を甘く考えてはならない。筆者は，周囲の人が共感の姿勢を持っ
てただ本人の悩みの相談を聞くだけでは難しいと思う。相手の話す内容を
否定せずに受容しようともよく言われるが，本人が述べる悲観的内容を他
者が無言で肯定するのも違う気がするし，「思い込みが強い。考えすぎだ
よ。もっと楽しいことを考えよう」と善意の気持ちから優しく励ますのも
「打ち明けても自分をわかってもらえない。無駄だった」と，場合によっ
ては逆効果になってしまう。一番よい接し方としては「君の話はよくわか
る部分と，少しわかりにくい部分とがある。はっきり言えるのは，我々が
知っている普段の君と今の君は全く違うということだ。頭がうまく回転し
ていない気がする。うつ病になった私の知人に似ている気もする。もちろ
ん私には君がうつ病かどうかはわからないが，専門家の意見を聞くのも重
要だと思う。一緒に病院に行くので一度しっかりと診てもらおう」。こう
いう話しかけはどうであろうか。

　この時，本人に自分が病気だという認識（病識）がなく，かつ入院が必
要なほど重症である可能性もあるので，両親や配偶者などの同行があれば
さらによいであろうし，少なくとも周りの人たちには精神科受診行動の情
報を共有することが望ましい。精神科の病院においては病識がなく，かつ
入院治療の必要性が高い重症の精神病状態と判断された場合に限って，家
族等の同意による医療保護入院という特殊な入院制度がある。本人の入院
治療の意思に反して，診察した精神保健指定医が保護者にあたる立場の人
の同意を得て本人を入院させることができる。そのためにも家人との情報
共有は必要である。もちろん保護者の同意が得られない場合は，原則入院
ということにはならない（例外もあるがここでは触れない）。実際問題，
自分が精神疾患にかかっているという自覚のない人に「あなたは病気なの
ですよ」と説得して納得させるのはたいへん難しい。また，「精神科の薬
なんか体に悪いので飲むのを止めなさい」と，したり顔で言う知人がいた
りする。当人は善意の気持ちからアドバイスしているつもりだろうが，そ
の後の苦い結果に対して自ら責任を負った人を見たことがない。勝手なア

ドバイスにより，症状や状況が悪くなった結果の後始末はすべてこちらに回ってくる。

　話題が逸れてしまったので海馬とうつ病の関係に話を戻そう。過去の記憶の想起だけではなく，新しい記憶を作り出すことにも海馬は関わっている。過剰な活動を続ける扁桃体から，絶え間なく負の情動（本来それは情動的に中立であるのに）入力が注ぎ込まれると，普段なら気にすることもない何気ない出来事でさえ物悲しい色彩を帯びた記憶になっていく。この状態が続くと，「うつの暗闇のトンネル」の中から抜け出ることができなくなる。うつ病からの回復過程を「うつ抜け」と表現する当事者がいるが，自覚的な体験としてはこのようなものなのであろう。後でうつ病，および自殺予防のためのメンタルサポート案について筆者なりの提言を示してみたい。

コラム③　意識，睡眠，夢

　意識とはいったい何だろう。まだまだ解き明かせぬ深遠なテーマである。いろいろな研究からわかってきたことを紹介する。

　脳幹から脳の広い範囲に投射される神経調節物質，特にノルアドレナリン，セロトニンが放出されることで脳のいろいろな場所で，それぞれが独自の機能的役割を果たすようになる。このような機能的多様性が生まれることが，意識を成り立たせているという説がある。

　逆にノルアドレナリン，セロトニン，ヒスタミンなどの放出が減ってくると多様性が失われていき，各場所が同じようなパターンで動き出す。この現象を同期と呼ぶ。そうなると覚醒から睡眠へと移行が始まり，意識が薄れていく。アレルギーの薬などの抗ヒスタミン作用のある薬を服用すると眠たくなることが多いのも，覚醒を支える力が弱くなるという意味で納得しやすい。これらの放出がある程度減っていくと，ノンレム睡眠と呼ばれる睡眠ステージになる。いわゆる深い睡眠状態である。さらに放出が完全に停止して，代わりにアセチルコリンが脳を賦活化するようになった状態をレム睡眠と呼ぶ。睡眠中はこのノンレム睡眠とレム睡眠が4〜5回繰り返される。夢はレム睡眠の時のみに見るというのは誤解であり，ノンレム睡眠の状態でも夢を見ることはある。

　「邯鄲の夢」の話をご存じだろうか。盧生という若者が道士から枕を借り，自分の栄枯盛衰の一生の物語の夢を見るが，目が覚めると煮ていた粟粥がまだできあがっていないほど，ごく短い時間の出来事だったという内容である。この話はレム睡眠に入る前の時間で夢を見ることを裏づける。

　夢を見るための条件として，脳全体がある程度活性化されていることが必要で，この条件を満たすのは眠りに入った直後，レム睡眠の時，目が覚める直前であり，このような時に夢を見ることが多い。さらに夢は視覚の要素が高いことからもわかるが，視覚の連合野と呼ばれる場所の

活動が高くなることに加え，前頭葉の内側前頭前野の活性化が必要であることがわかってきた。そしてこの活性化は，脳幹から内側前頭前野へドパミンが放出されることで起こるようである。数十年前，統合失調症の症状を抑えるためロイコトミーという外科手術が頻繁に行われ，その手術を受けた多くの患者さんがその後，夢見を失ったと言う。手術で破壊された場所は前頭葉の内側前頭前野を中心とした部位であり，まさにドパミン神経の投射繊維が走る場所であった。

　ロイコトミーは興奮を抑えるなどの効果もあったが，長い目で見た場合，患者さんは意欲や関心を失い，自立して生活する能力を奪われてしまった。ロイコトミーの前身となるロボトミーを考案したエガス・モニスはその功績によりノーベル賞を受賞したが，後になって剥奪されてしまう。この事実は精神科治療の黒歴史となり，大きな負の遺産となった。今のように効果のある薬もなく脳機能の画像診断技術もなかった時代，それでも何とかしなければならないという使命感から発案された方法に決して悪意はなかったはずだが，長期的に見て許容できない副作用が生じてしまった。大いなる悲劇である。脳の一部を人為的に破壊してしまえば，元に戻すことは不可能なことなど誰にでもわかるが，他に選択肢はなかったのだろうか。とても残念な話である。

　もちろん現代のrTMSは，脳を破壊することなく，安全に治療を進めることができる。「内側前頭前野」と「ドパミン」は，rTMS治療の有効性を語る上での重要なカギとなるので，覚えておいてほしい。

9. うつ病と免疫について学ぶ

　解説文の長さからもわかるように，筆者はうつ病の病態の中心には海馬の機能障害が占める割合が大きいのではないかと考えている。ある部位での機能不全が神経ネットワーク全体へドミノ倒しに波及し，最終経路として海馬を障害する。扁桃体の過活動は先に述べたように海馬に影響を与え，記憶に問題を引き起こす。今までは，急性ストレスの延長線上で慢性ストレスに移行し，コルチゾールが増加した状態が維持され，前頭前野と海馬にダメージが加わり，その一方で扁桃体が過活動になるとの図式で考えられていた。

　それに加えて，近年注目されるようになったのは免疫と炎症の影響である。脳内に存在する免疫細胞のミクログリアが体内で発生する免疫のシグナルにも反応すること，また慢性のストレスがまだ詳細不明の経路で直接脳内に炎症を起こして，それにミクログリアが反応することがわかってきた。活性化したミクログリアは海馬にあるシナプスを次々に貪食して破壊し，海馬で産生される新しい神経細胞をも生まれた傍から貪食していくという。

　筆者自身が経験した肝炎によるうつ状態の場合は，体部の激しい炎症によりマクロファージなどから放出されたサイトカインが体内を越えて脳内のミクログリアに影響を与えたものだろう。数日のうちに体重が10kg以上減り，引きこもるようにベッドで横になっていた。さすがに「死にたい」とまでは思わなかったが，物事への興味が薄れて自分の殻に閉じこもるような感じになっていた。ただしそれも肝機能の正常化に伴い，ウソのように消えていった。体重も回復に合わせて数日のうちに10kg以上増えて，元の体重に戻ってしまった。

　どう考えても普通ではないことが起こったのは明らかであった。しかし，その当時は自分がうつになったという自覚はなかった。肝臓の激しい炎症により体力を消耗して，疲れ切っていたのだと思っていた。進化論的に考えれば，個人や集団の生き延びる確率が高い方向に個々の行動は誘導されていく。そのような行動をとれた者だけが，無事に生き残って子孫を増やす。そのパターンは遺伝子の中に組み込まれて，子孫へと引き継がれていく。ウイルスや細菌に感染した場合，引きこもる行動は自身の体の安静を促して病気からの回復を早め，また他者への感染のリスクを大幅に低減させる。このような行動は疾病行動と呼ばれ，人種や部族での違いはなく幅広く見られるものである。何千年も何万年もかけて受け継がれてきた疾病行動は，衛生環境の向上や抗生物質の進歩でウイルス感染や細菌感染，寄生虫感染のリスクが激減した今でも健在なのである。

　不幸な点は，細菌やウイルスではなく環境や人間関係などから生じる様々なストレスがそれを引き起こすようになったことである。遺伝的にプログラムされてきた刺激とは異なる刺激にも反応してしまうことで，社会生活に重大な支障をきたすことになった。免疫の観点で言えば，男性より女性のほうが自己抗体を作りやすいことがわかっている。男性の精子や体内の胎児は，女性にとっては異物に当たるので本来は免疫で排除されてもおかしくない。しかし実際にそうなると困るので，特定の期間だけ女性の免疫は抑えられる。

　それに対する反動というわけでもないだろうが，その期間外の女性の免疫反応は総じて男性より強くなるようである。コロナワクチン接種後の副反応の発生率も，男性より女性のほうが多いことがわかった。そして，うつ病の発症率は男性より女性のほうが約2倍多い。実際にrTMS治療を行う前の問診で，本人あるいは親族に自己免疫疾患を抱えている人が多いことを実感する結果になっている。rTMS治療を希望される方は，長年複数の抗うつ薬で治療を受けてきたが，その効果が乏しく症状が不安定であったケースが多い。炎症由来のうつ病には，薬物療法が効きにくいケースが多いのかもしれない。

　有名な自己免疫疾患に関節リウマチがある。これも男女比は1対4で女性に多い。長らく原因がはっきりしなかったが，近年になってTNFαと呼ばれるサイトカインにより関節内の破壊が進むことが病気の大きな原因であることが判明する。その治療のため，TNFαの抗体を大量に作って人体に投与したところ，劇的な効果があったという。また，それに付随して多くの患者さんが元気になって明るくなったことが報告された。もちろんリウマチの症状がよくなったので元気に明るくなるのは当然かもしれないが，投与された抗体によってTNFαの脳への免疫伝達シグナル作用が遮断されたため，脳内の免疫暴走が治まって結果的に潜在性のうつ病から回復した可能性もある。

　現代の我々は，人工的に合成された様々な化学物質に取り囲まれた生活を送っている。細菌やウイルスなど太古から顔なじみの相手が減り，ニューフェイスの新参者が次々に免疫の防衛ラインに侵入してくる現状だ。免疫機構は攪乱され，無差別攻撃を始めるかもしれない。こうなると，うつ病を引き起こした原因を特定するのはもちろん，推定することでさえ難しくなる。うつ病は何らかの心理的原因があって起こるはずだとのドグマは，百害あって一利なしと言えそうである。もちろん幼少期の過酷な体験などはその後のうつ病を始めとした精神疾患発症の重要なファクターであるが，そのように誰もが共感できる原因がなくてもうつ病が引き起こされる時代になったと免疫の分野からは提言できる。信じがたい話ではあるが，人間の腸管に無害の寄生虫を導入してうつ病を治療したとの報告まである。侵入してきた新参者に総攻撃を繰り返していた免疫細胞がたまたま以前からの顔なじみに遭遇し，そちらに立ち向かうためにヘルパーT細胞の分化を変更するなど，免疫システムを切り替えたので結果的にうつ病がよくなるのであろう。毒を以て毒を制する斬新な発想に驚嘆して脱帽するしかない。

　寄生虫といえばカマキリに寄生するハリガネムシをご存じだろうか。成虫で長さ数十cm，直径数mmほどの細長い糸状の体をしていて，それが針金のようにクネクネしているのでハリガネムシという名前になったそう

だ。この寄生虫は，カマキリの中に生息してカマキリの脳をコントロールすることでカマキリを水辺へと誘導する。ハリガネムシは次の生息ステージとして水の中に移りたいのである。そこでカマキリの脳に作用する神経伝達物質を放出して，カマキリをふらふら活発に行動させるとともに，水面に反射する光を好むようにさせてカマキリを水の中に飛び込ませる。カマキリが水死した後に，カマキリの体から悠々とニョロニョロ出てきて目的を達成する。カマキリに死を選択する自由意志の能力があるかは不明であるが，少なくても近々水に入る予定はなかったはずである。

　まるでホラー映画の世界であるが，ハリガネムシを暴走するミクログリア，カマキリをうつ病罹患者に置き換えると，うつ病の時期に自死を選ぶ人の状況が理解しやすくなる。うつ病期に断固として変わらぬ自分の自由意志で選んだ死などはないのである。広い意味でのシステムによって自死が誘導されたことがわかれば，傍で関わっていながら気づいて止めることができなかった関係者が自分を責める必要はなくなってくる。そう思うことで少しでも気持ちが救われる人がいればと願う。

　このような話に出合うと，ハリガネムシとカマキリの起源についても考えてしまう。寄生虫と宿主の関係性である。宿主がいるからこそ，寄生虫は生存できる。そうであれば，宿主の後で寄生虫がこの世に存在するようになったのか。このケースでは，カマキリ誕生の後にハリガネムシが誕生したことになるが，どう考えてもハリガネムシのほうが大昔からいたように思える。おそらく，ハリガネムシは別の仕組みで生きながらえてきたのであろう。そこへカマキリがこの世界に現れた。カマキリの鎌は人が見ても少し恐ろしいが，ハリガネムシにはそういう意識はない。偶然に偶然が重なり，便利な乗り物としてハリガネムシはカマキリを選ぶようになり，それが遺伝的プログラムに組み込まれ，ハリガネムシの宿主サイクルに変化が起こって子々孫々へと受け継がれていく。ハリガネムシにとっては好都合であろうが，カマキリにとってはフラフラにさせられて気持ちは悪くなるし，最後には大嫌いな水の中に飛び込まされて悲惨な最期まで迎えることになる。少なくともカマキリには全くよい点が見られない。一方のみ

に利点があるからこそ,「共生」でなく「寄生」と呼ばれる所以なのか。

　話をヒトのうつ病に戻そう。実は人間の腸に共生（?）している腸内細菌が,人の思考や行動,気分に影響を与えるのではないかと考えられ始めている。「脳腸相関」と呼ばれる考え方だ。大腸菌のような悪玉菌が増えて腸内で炎症が起こって,そのシグナルが脳にも伝播して脳内に炎症が及ぶという点でうつ病の発症にも関わっている。ビフィズス菌や乳酸菌は善玉菌と呼ばれ,生命活動によい影響を与えるとの考えもある。生命の進化軸で考えれば,明らかに腸が先にできて脳はその後に誕生した。先輩である腸が,後輩である脳に物申すのも当然であろう。実は腸内の微生物たちは腸の環境をコントロールすることで間接的に脳をコントロールしているのかもしれない。非常に興味深く奥深い話である。

　うつ病の診断基準に,食欲低下と食欲増進と相反する項目が記載されているが,腸内細菌がそこに関わっている気もする。幸いなことに,人間は食事によって腸内細菌の構成に影響を及ぼすことができる。ドパミン合成に必要な鉄,セロトニン合成に必要なトリプトファンも食事から摂ることができる。考えてみれば当たり前のことだが,うつ病治療は食事の面からも考えなければならないだろう。東洋医学で唱えられる「病は気から」の「気」には,食物から気を取り込む概念が含まれている。このあたりはヒトの歴史の奥深さも感じられてやはり興味深い話である。

10. うつ病治療法としてのrTMSについて

　ここまで，うつ病には大きく分けて2つの病態があると述べてきた。もちろん，他にもまだ不明の病態があるかもしれないが……。

　まず，ストレス対応ホルモン（コルチゾール）の分泌が過多になる病態がある。結果的に前頭前野の機能と海馬の機能が低下して扁桃体の機能が亢進する。rTMSの効果として，長期増強作用を誘発して前頭前野の機能低下を修復する。続いて，前頭前野が本来持っている扁桃体を抑制する機能が回復して扁桃体の過活動が抑えられる。扁桃体の過活動が治まれば，コルチゾールの放出促進作用が弱まり，コルチゾールの分泌量が減る。そうなると，海馬へのダメージも減退していく。抗うつ薬のところでも話したが，rTMSも脳由来神経栄養因子（BDNF）を増加させるようである。また，コルチゾール自体がBDNFの遺伝子発現を抑える作用を持っているので，コルチゾールが減ればBDNFも自然と増えてくる。この増加したBDNFが，海馬を中心に作用してコルチゾールの影響で傷んだ部分を修復することで，うつ病からの回復が期待できる。

　もう1つは，神経炎症に基づく病態である。脳内で免疫が暴走して神経細胞を傷つけた結果，うつ病に陥るとの考え方である。幼少期に脳内の神経細胞のシナプスは爆発的に作られている。これは，生まれ落ちた場所がどのようなところでもうまく適応できるように，あらゆるパターンに対応する事前準備でもある。環境に応じて，それに適応しながら人は成長していく。個人の勉強の能力が高ければその神経ネットワークが強化され，運動能力が高ければその神経ネットワークが強化される。

　逆に苦手で不得手なものに関わるネットワークはどうなるのであろうか。使われないものは消えていく運命にある。使われない神経回路のシナ

プスは，思春期を迎える時期に大幅に刈り取られていく。生まれた当初を
粘土の塊とすると，成長に伴う個性を反映して，その人に合った彫像が彫
り込まれていく。塊から不要な部分を削り取って，一人ひとり違った像が
作られていくのである。

　共通しているのは，最初に用意されていたシナプスの数より個性を確立
した後のシナプスの数が必ず減っていることである。シナプスを刈り込む
仕組みは長年わからなかったが，最近になってそれが判明した。そう，ミ
クログリアである。発達の過程でミクログリアが使われずに不要となった
シナプスを食べて刈り込んでいたのである。「同時に発火する神経細胞同
士は結びつきが強化される」というのは前に説明した「ヘッブの法則」で
あるが，実は「ヘッブの法則」には続きがあって「使われない神経は失わ
れる」との項目も述べられている。

　神経炎症によってミクログリアが暴走を始めると，いったい何が起こる
のか。本来絶対に必要ではあるが，現時点では比較的活動性の低い正常な
シナプスまで刈り込んでしまうようになる。必要なものが次第になくなっ
てしまうわけなので，後になればなるほど，その影響は重大になるであろ
う。特に海馬の神経細胞のシナプスが刈り取られ，海馬の歯状回で生まれ
てくる新しい神経細胞が次々と破壊されてしまう状況になれば，事態は致
命的である。コルチゾールの増加で被る被害と同じような病理が展開され
ることになる。

　以上のことをかなり大胆にまとめてみると，「うつ病の病理の根本は海
馬の機能が損なわれることに由来する。そしてうつ病の治療は最終的に海
馬の機能を回復させることで達成される。うつ病はコルチゾール増加の影
響が強いタイプと過剰な免疫反応で起こるタイプとに分けられる」。もち
ろん両者が同時に働くこともあり，これ以外の原因で起こることもあると
思うが，話を単純にするため，一応このように定義する。

　また，これは海馬を中心とした神経ネットワーク全体がうまく働かなく
なったことを意味するのであって，海馬だけがうつ病の犯人ではない点に
注意してほしい。海馬の機能が下がれば，最近の新しい出来事の記憶が曖

昧になり，海馬に依存するエピソード記憶（ここ 2 ～ 3 年前まで？）を思い出すことも難しくなる。それより古いエピソード記憶は，思い出す時に海馬の統制を離れているので，海馬がうまく働かない人は昔のことばかりを思い出すようになる。ただし，記憶の想起には前頭葉も関わっており，前頭葉の機能の低下がさらに加われば，エピソード記憶の想起は大幅に減るであろう。それにより現実感は乏しくなり，社会の中で位置づけられた自分の存在を見失い，社会から切り離されて孤立した自己のみがクローズアップされていく。自己とは時間的に連続した過去の記憶の想起があって，そのたびに自身の同一性と単一性が再確認され，毎回更新されていくものである。それがあってこそ「今」が感じられるはずであるが，うつ病で連続性が寸断されてしまえば「今でしょう」という感覚は薄れてしまう。「今」を感じにくくなっているうつ病の人に「今のこと」を具体的な内容で周囲が説いたとしても，その意図が十分に伝わらないような気がする。

　島皮質という場所も重要である。島皮質は外界の情報の受容（外受容），身体内部の情報の受容（内受容）を統合して自己を認識させる役割がある。筆者が外受容と内受容の存在を感じるのは，臥床している時の目覚まし時計の秒針の音である。ぼーっと横になっていると今まで聞こえていなかった時計の秒針の「カチカチ」という音が急に耳に入ってきた経験はないだろうか。そして，一度それに気づくとしばらくの間は無視することができず，音が聞こえ続ける。自分に聞こえていない時でも，秒針は絶え間なく音を奏でていたはずである。ただ内受容が優位な場合はその音に気づけず，何かの拍子で外受容優位に切り変わった瞬間，時計の音を認識するようになった。うつ病では外受容の入力処理が減り，内受容の入力処理が増える。だからうつ病の人がその状況で時計の音に気づくのはおそらく難しいであろう。また，外受容入力の低下により温度感覚がわからなくなる人がいる。理論上，島皮質の機能が回復すれば温度感覚が再び感じられるはずである。このことは具体的な症例を通じて後でお話しする。

　話を元に戻そう。うつ病で内受容が優位になれば視力，聴力，皮膚感覚

など，自分の外の世界からの情報には十分に注意が向かなくなり，自分の身体の状態に過度に注意が向いてしまう。そのため，自分の体が悪いのではないかと感じ始め，それを何度も反芻するようになる。場合によっては「自分は絶対悪い病気に違いない」と確信する「心気妄想」へとつながるケースもある。また，外界における自己の位置づけがうまくできなくなることで孤立感から現実への不安が高まり，自己への過小評価の反芻によって極端なまでに自分は小さな存在だと確信する「微小妄想」へも発展する。以上のように，島皮質もうつ病の病態に強く関わっている。

　また，前帯状回と呼ばれる部分もうつ病では重要である。前帯状回は痛覚刺激で活動が高まり，発声にも関わっている。ここに障害を受けると頭の中がからっぽになり，話をしたい気持ちがなくなるらしい。そして電気けいれん療法（ECT）を受けると，前帯状回にあるドパミンのD2受容体が減ることがわかった。これはドパミンの放出量が増えるため，それに応じて平衡を保つ目的で受容体が減る現象で，「ダウンレギュレーション」と呼ばれている。rTMSと同様に電気けいれん療法も治療抵抗性うつ病の治療法であり，電気けいれん療法の効果の一部は前帯状回でのドパミンの増加が関わっているようである。

　さらに，前帯状回（特に背側部）は複数の情報に目を向け，同時にその正誤を判断する「選択的注意」に関わっている。これはストループテストと呼ばれる心理検査で測ることができる。

　以上をまとめると，うつ病で前帯状回の機能が下がると痛覚の処理に異常が起き，考えたり話したりするのが難しくなりそうだ。またうつ病罹患者はストループテストの成績もおそらく悪いであろう。逆に前帯状回へのドパミンの量が増えればストループテストの成績は向上し，痛みへの捉え方が変わり，考えたり話したりすることへの億劫さがなくなるはずである。こういう話をするからには，rTMSでそこを改善できるのだろうと思われる人がいるかもしれないが，結論を言えば「Yes」であり，その症状があって治療を受けたほぼすべての人で改善が起こっている。

　背外側前頭前野，内側前頭前野（機能低下：↓），扁桃体（機能亢進：

↑），（扁桃体に連動した形で）眼窩前頭前野↑，海馬↓，島皮質↓，前帯状回↓，それに加えてコルチゾール↑，ミクログリア↑，ドパミン↓とうつ病の病態を形作る主なプレーヤーがこれで出そろったように思う（機能異常があってもそれを機能低下と捉えるか，逆に機能亢進と捉えるかは実際には難しい。諸説ありの様相だが，ここではとりあえず上記のように定義する）。いよいよ次章からは，実際にうつ病でrTMS治療を受けた患者さんのケースを通じて，その効果を一緒に検証していきたいと思う。

追記：ひとくちメモ

　こう見えても筆者は，磁気刺激療法室の室長である（室員はひとりもいないが……）。その部屋に病院実習中の研修医，看護学生，心理実習生さんたちが寂しそうな筆者の身を案じて，時々遊び(?)に来てくれる。そのたびにせっかくなので「磁気でうつ病を治す仕組みとは？」と尋ねてみるが，これも大体2通りの反応に分かれる。もじもじしながら「えーっと，わかりません」と言うか，あるいは元気よく「血流が増えるからです！」と答えるかのどちらかである。前者の答えが返ってくれば「しょうがないなぁ，一丁教えてやるか」とそのまま前のめりになって得意気に説明を始めていくが，後者の場合は「なんでそう（いう発想に）なるの？」と欽ちゃん風に後にずっこけそうになる。

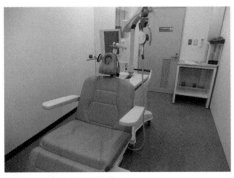

当院の磁気刺激療法室

　筆者が唱える「磁気→磁気ネックレス→血流増加」イメージ理論の影響かとも思ったが，彼・彼女らがそんなものを知っている風でもなく，自分なりにその理由を考えてみた。おそらく脳を心臓のイメージで捉えがちなのだろう。確かに脳も心臓も電気信号で働く臓器である。だからこそ脳には「脳波」があり，心臓には「心電図」がある。どちらも波形で状態をチェックできる共通点がある。心臓の血流が悪くなると狭心症や心筋梗塞に至る可能性が出てくるので，心臓にとって血管はたいへん重要である。その発想で脳にとっても血流が大切ということになるのであろうが，脳の血管の問題は脳梗塞や脳出血にこそより当てはまる。また，脳の局所で血流が増えたからその部位の機能がよくなったという解釈もあれば，その部位の機能が上がったためにより多くの酸素や糖をその部位が要求して結果的に血流が増える場合もあるだろう。画像の解釈によっては全く別の話になってしまうのでなかなかに難しい。

　しかし，脳と心臓の電気信号の性格はおおいに異なる。心臓では同じパターンの電気信号が繰り返し広がっていくことが求められる。そこに多様性は必要ないのだ。多様性を示す異所性放電が出現すれば，正常の回路がその干渉を受けて不整脈や心不全になってしまう。そのため，異所性の放電部位は取り除くことになっている。一方で，脳の場合はある程度の多様性を展開できる余地がほしい。柔軟な思考や行動にはそれが欠かせない。

　心臓移植で移植を受けた人に臓器提供者の記憶が受け継がれ，性格，趣味，態度，好みなどが生前の臓器提供者に似てくるという興味深い話がある。20年以上前のテレビ番組「特命リサーチ200X」で，若き日の阿部寛が「新たなる人体に移植された心臓から流れ出たペプチドが前の持ち主の記憶を運んでいる」と謎解きしていたのを観た記憶があるが，その時「それはないな」と自分が思ったことも筆者は覚えている。その仮説とは元の人物の記憶が心臓にペプチドというアミノ酸複合体の形で蓄えられており，それが移植先の新

しい人物の血液中に流れ出して何らかの方法で脳の記憶システムに影響を与え，前の人物の記憶を新しい人物の記憶に植え付けるというものである。記憶の記録がカセットテープやビデオテープのように運ばれて別の人物で再生されるという意味であろう。記憶の再生には脳だけでなく，記憶が貯蔵された時の身体も必要なはずである。

　筆者の印象に残っているケースの中に，ある人が熱湯をかけられ，後日その場面を改めて想起した時に，そのお湯が自分の体の上を流れていく感じが温度や質感そのままに経時的に再現されたというものがある。これはトラウマ的要素の強い記憶であるが，記憶とはそもそも特定の身体という舞台があってはじめて再生が可能になる気がした。この感覚が別の身体で果たして再現できるであろうか。また，エピソード記憶の貯蔵は回路の多様性，複雑性があって構成される仕組みなので，さすがに心臓の定型的な回路に記憶を貯蔵するのはとても無理そうに感じるが，みなさんのお考えはいかがであろうか。

コラム④　映画「タイタニック」に観る情動と前頭葉

　一次の情動とは，悲しみ，怒り，怖れなどの嫌悪系と快感，楽しみなどの報酬系を軸に現れる心の動きと身体の動きである。嫌悪系は扁桃体を中心とした回路，報酬系はドパミン回路が中心になって形成されるが，多くの動物がこの仕組みを備えている。さらに，人では前頭前野で構築される二次の情動が存在する。それは羞恥心，嫉妬，プライド，羨望，軽蔑，罪悪感，罪責感，憤り，絶望，感謝，思いやりなど集団や社会で頻繁に現れる社会的情動である。

　ジェームズ・キャメロン監督の映画「タイタニック」には，二次の情動が随所に見られるので，その話をしたい。「タイタニック」ではジャック・ドーソンとローズ・デウィット・ブケイターの2人の主人公が織り成す恋が，多くの観客の心を魅了した。しかし，残念ながら彼らは架空の人物であり，完全な創作である。一方，タイタニック号の悲劇の時に実際にそこにいた登場人物たち，劇中で現在の俳優によって演じられた彼らの行動のほうが偏屈な小生の心を強く捉えた。

　スミス船長は操舵室にひとり留まり，船と運命を共にする。彼はイギリス海軍の艦長でもあり，「女王陛下からお預かりした大切な船」が沈む時は責任を負って船と運命をともにするのが軍人としての「プライド」であるので，その不文律も影響を与えたと思われる。余談となるが，イギリス海軍を見習った日本海軍にもその精神は受け継がれ，多くの有為な人材が無駄に失われたことは痛恨の極みである。

　アンドリュース設計技師は，自分が設計した船がこれほど脆かった現実に技術者としての「プライド」を打ち砕かれ，代わりに「絶望」が頭をもたげてダイニングに飾られた帆船の絵を見つめたまま海の底へと消えていく。

　タイタニック号を運行するホワイトスターライン社のイズメイ社長は，子どもや女性の救命ボートへの誘導を手伝うふりをしてボートの空いた

スペースに隙を見てさっと乗り込む。この時，「みんな乗った，みんな乗った。もう乗る人はいない」と自分に言い聞かせるように独り言をつぶやく。屁理屈で前頭葉に自己刺激を与え，湧き上がる「羞恥心」と「罪悪感」を必死に抑える姿だと小生の目には映った。事故後，「1,500人の男女を見殺しにして自分だけは助かった。これほどの臆病さと残忍さを持つ人物はいない。彼にできた唯一のことは，船とともに死ぬことで誠実と誠意を示すことだった」と社会の厳しい「憤り」と「軽蔑」を受け，ひっそりと隠遁生活を送る。イズメイ夫人は「タイタニックが私たちの人生を破滅させました」と晩年語った。ボートに乗った瞬間，彼の社会的な死は宣告されたのだ。

　マードック一等航海士は，パニックに陥って救命ボートに殺到する乗客の制止のため威嚇発砲するが，運悪く弾が乗客に当たる。群衆から「人殺し」の罵声を浴びせられたマードックは上長に敬礼し，自分の頭に銃口を向けて発砲，海へと落ちていった。興奮する群衆の制止と救命ボートの降下作業のダブルの負荷が彼の前頭葉を混乱させ，感情の暴発が銃口の暴発へとつながる。次の瞬間はっと我に戻るが，今度は二次情動の「罪責感」と「自己嫌悪」に強烈に襲われ，理性の抑止が効かないまま自死に至る。ほんの5分前まで自ら死を選ぼうとは，つゆほどにも思っていなかったであろう。

　二次情動とは人間特有の情動であり，無言の社会規範ともなり人間社会を維持するための必需品である。この情動があるから，うつ病になると人は自己を低く評価し，一方で多くの観客の情動を動かす映画は不朽の名作との評価を受け続ける。

コラム⑤ 「泣ける名作」の設定を泣かせる，素晴らしき医学の進歩

　「セカチュー」という映画をご存じだろうか。正式名称は「世界の中心で，愛を叫ぶ」で2004年に公開され，一大ブームを呼んだ恋愛映画である。平井堅の名曲「瞳をとじて」を聴けば映画のシーンが浮かんでくる人もいるだろう。香川県の庵治町がロケ地に選ばれ，映画公開後は聖地巡礼のカップルがわんさと訪れたことでも話題になった。ご存じない方は自分で調べてもらうとして，ストーリーの中心は「白血病」である。高校の同級生のサクとアキは付き合い始めることになり，ふたりは楽しい日々を過ごしていたが，やがてアキが白血病を患ってしまう。余命があまりないことを悟ったアキは，サクに自分の憧れの地であったオーストラリアのエアーズロック（ウルル）に連れて行ってほしいと頼む。サクは病院からアキを連れ出して空港へと向かうが嵐のために飛行機が欠航し，アキはその場で倒れて救急車で運ばれるがそのまま亡くなってしまう。空港での「助けてください」の泣きながらのサクのセリフは多くの観客の胸を打った。そして大人になったサクのその恋の回想から物語は始まっていく。医療従事者の目から見れば，病院から重症の患者を無断で連れ出し，挙句の果てに命を途絶えさせてしまうとは言語道断のけしからぬ話になってしまうが，当時の若者の目には最高の純愛と映ったようである。この映画に感化され，医学部に進学して白血病治療の研究に生涯を捧げようと決意した若者もたくさんいたと聞く。

　若くして不治の病を患った悲劇，残された時間を懸命に生きようと必死にもがくふたりの姿，愛する人の最期の願いを何とか叶えてあげたい無鉄砲で一途な純粋さが幅広い層の共感を呼んだのであろう。テレビドラマでアキ役のオファーを受けた綾瀬はるかさんは当時19歳，原作を偶然読んで初めて自分から演じたいと感じたそうだ。そして，アキを全身全霊でやり切った達成感から女優をやめてもいいとさえ思ったと当時を回想して述べる。

　物語の時代設定は1980年代であるが，それから40年経った現在では白血病は不治の病とは言えなくなっている。CAR-T（カーティ）細胞療法という治療法が開発され，白血病の90％近くに奏効するのではないかと期待されている。免疫細胞のＴ細胞を患者体内から取り出し，遺伝子組み換えで白血球表面に出ているがん抗原に特異的な抗体を付与して大量に培養した後に，体内に戻す仕組みである。この改良したＴ細胞が血液中のがん化した白血球を次々に破壊して取り除き，白血病の進行を体内で食い止める。がん抗原が均一化している血液がんでの有効性は非常に高く，この治療法の出現により「白血病＝不治の病」の図式は過去のものとなった。そのため，今ではこの物語の筋書きの設定自体がもう無理であろう。

　作者の片山恭一さんは当時40歳過ぎであり，「自分のようなおじさんがこんな純愛小説を書いてよいのだろうか」との強い葛藤があったと言う。原作の単行本は300万部を突破して，予想をはるかに超える大ヒットになった。そして生活が一変する中でうつ病にもなった。その苦難の時期に一番うれしかった出来事は，小学校６年生の女の子から寄せられた「世界は美しいものだと思えました」との手紙であったと言う。うつが奪ったその感性を取り戻すお手伝いをするのも，精神科医の仕事であろう。本来，世界は美しく輝くべきなのである。

11. 痛みを伴ううつ病のケース

　ここからは，実際にrTMS治療を受けた方の治療の経過と結果を中心に
見ていくことにする。最初の症例の方は慢性の腰痛，その他の痛みを抱
えたうつ病の男性Ｓさんである。インターネットで当院のことを奥様が調
べて，本人から連絡をもらったのが最初の出会いのきっかけとなった。
後になって知ったことだが，腰痛治療にTMS理論（Tension Myositis
Syndrome：緊張性筋炎症候群）というものがあるそうだ。どうもその
TMSとrTMSを頭の中で混同されての問い合わせであったらしい。今か
ら考えれば少し不思議な気持ちにもなるが，常時痛みで苦しんでいる方に
はそれだけ心の余裕がないことの証であろう。TMS理論については，筆
者に十分な知識がないので，ここでは触れないことにする。

　この症例提示の許可を得るため，久しぶりにＳさんに連絡を取ったとこ
ろ，たいへん喜ばれて快諾をいただいた。Ｓさんは「それまで自分は痛み
を抱えたジプシー状態であった。だが，rTMSによって気持ちを前向きに
切り替えることができた。自分と同じような苦しみを持っている人に情報
を届けられれば，ありがたいことです。実名を出していただいても構いま
せん」とまで言われた。同様のことは当院を退院される時にも仰っておら
れたが，そのお考えは今でも変わっていないようである。Ｓさんの心温ま
るお気持ちを大切にしながら，rTMS治療の流れを振り返ってみたい。

■症例1

Ａ県の60代の男性Ｓさん（40歳頃までは教員，その後は塾・家庭教師を自営）

　地元のＢ総合病院精神科にうつ病，身体症状症の診断にて18年間通院
中。19年前に不眠のためにＣ精神科クリニックを受診したところ，不眠と

抑うつ状態によりうつ病と診断され，抗うつ薬と睡眠薬を服用。

　同時期に首と肩の痛みが生じ，それが次第に腰部，下肢へと拡がり，持続性に悪化していく。痛み治療のための四環系抗うつ薬，SSRI，SNRI，トラマドール，プレガバリン等の薬物療法，神経ブロックを受けていたが，いずれも無効であった。内科および整形外科の精査でも異常な所見は見つかっていない。痛みと極度の不眠で「無間地獄のようだ」と，今の自身が置かれた状態を表現する。偶然目にしたTMSの情報に望みをかけ，精神科主治医を介して当院にコンタクトした。

⋯⋯⋯⋯⋯⋯⋯⋯⋯⋯⋯⋯⋯⋯⋯⋯⋯⋯⋯⋯⋯⋯⋯⋯⋯⋯⋯⋯⋯

　痛みを抑えるための薬物療法を受けて複数の薬をすでに試しているが，どれも効果がなかったと言う。また，痛みを遮断する目的で受けた神経ブロック療法も無効であった。

　20年近くも強い痛みに襲われ続けている。また，それにより眠れない日々が続いている。自由時間が比較的多い家庭教師の仕事も，痛みのために続けるのが困難な状況になり，経済的な不安も増してきている。

来院時の状況

　近県から高速道路を運転して車で来たが，背中やお尻の痛みが強く，途中で10回以上休憩した。「超自然的な存在が自分を罰するために残酷な，えぐるような痛みを与え続けている感じ」と表現される。来院時のHAMD-17は18点で，中等症うつ病の基準を満たした。抗うつ薬はすべて効かないと言うが，トラゾドン50mg/日を継続服薬することで合意する。「痛みが続いて，2時間以上続けて眠れたことがない」と言う。

⋯⋯⋯⋯⋯⋯⋯⋯⋯⋯⋯⋯⋯⋯⋯⋯⋯⋯⋯⋯⋯⋯⋯⋯⋯⋯⋯⋯⋯

　県外から高速道路で時間をかけて何度も休憩をはさみながら何とか運転してきた。自身の痛みについて，独特の表現をして説明する。HAMD-17を受けたところ，18点であったので中等症のうつ病に該当した。今まで一番効果があったとSさんが感じたトラゾドンを入院中に飲んでもらうことにする。これでrTMS治療を受ける条件が整った。

複数に広がる慢性疼痛の自覚部位

　仙骨部には，常時痛みを感じている。椅子に座っていると坐骨結節部位に痛みを感じてくる（そのため，車に長時間乗れない。自営の家庭教師業にも苦痛があり，限界を感じている）。両足首には常にしびれを感じ，坐骨結節が痛くなると連動してしびれが痛みへと変化する。両手指の先端には軽い痛みが持続している。両肩がいつも凝っている。朝起きると，締めつけられるような痛みを前頭部に感じる。

....

　痛みは臀部から腰部を中心に持続し，その他の部位にも広がっている。からだにある特定の神経の障害で起こっている痛みとは考えにくい。中枢（脳や脊髄）の関与が疑われる痛みの性状である。

rTMS治療前の状況，状態

　痛みが連続して，夜間は2時間程度しか眠れない。そのため，午前中の短時間の仮眠が習慣になっている。寝る前とその6時間後の2回，鎮痛薬を毎晩必ず服用する。夢見のことを尋ねると「5年間，夢を見た記憶がない」と言われて，こちらが驚いた。

　椅子に座っていると坐骨結節あたりの痛みが強くなってくるので，診察を受けるのも苦痛。診察時はクッション持参でソファに座れるように配慮する。診察中も「立ち上がってもいいですか」と問われ，持続的な強い痛みの存在がこちらにも感じられた。

....

　痛みのために眠りたくても眠れないのは相当苦しいと思われるが，実際に自分が体験しないと本当の意味での過酷さは他人には十分伝わらないであろう。本人の主観的時間感覚ではあるが，睡眠時間が2時間程度とはひどい状況である。鎮痛薬で何とか痛みを抑え込もうと努力を続けられている。座ることによって強い痛みが誘発されるため，座ること自体が恐怖になって立ち続けるか横になっているしかない。

夢見のことなどは医療機関で今まで尋ねられたことがなかったので，本人も驚いていたが，こちらは「５年間夢を見た記憶がない」との返答にもっと驚いた。本人の理解としてはしっかり眠れないので夢は見なくなって当たり前と思い，気にしたこともなかったとのこと。コラムにも書いたように入眠直後にも夢は見るので，この現象はおおいに気になるところである。

心的，身体的外傷体験（痛みの背景にある負の情動）

　小学校３年生の時に家族で花見に出かけ，ほろ酔い気分の父親が先にバイクで自宅に帰ろうとした。母と自分は止めたが，振り切って帰る途中に父親は車と衝突して亡くなる。父を追いかけた時，事故現場の惨状を目にした。「強く止めるべきだった」と今でも悔いている。　→　視覚的な痛みの連想記憶

　大学生の時，内心は嫌だったが友人に誘われて同じ場所に花見に出かけた。そこで見知らぬグループと喧嘩になり，あごの骨を折る大怪我を負って３ヵ月入院した。　→　強い情動を伴う身体的な痛みの記憶

　父親が亡くなった40代前半の歳を自分が越えた時，不思議に感じた。漠然と40歳頃までに自分は死ぬような気がしていた。その時期から痛みの症状が一段と強くなった。　→　罪悪感を伴う不合理な自己思考

　幼少期にお父様を事故で亡くされたこと，さらには事故直後の現場を見たという情動体験は当然ながら強烈にインプットされてしまうであろう。事故に遭った父親の痛みも共感性を伴って想像される。ミラーニューロンの発見により，他人の行動を見るだけでも相手の脳内で発火したのと同じ自分の脳内部位が発火することがわかった。つまり，自分自身がその事故に遭ったような情動体験記憶になってしまう。事故直後の現場の映像から時計を逆回転して，父親が家族の制止を振り切って事故を起こした瞬間までをその時に想像してしまえば，それも自分が実際に事故を体験したような影響を与えるだろう。「あの時，もっと……」との後悔の念はさらに記憶を修飾して強化する。トラウマ的な要素を含んだ記憶になったことは間違いない。

　さらには，同じ場所で今度は想像ではなく実体験としての強烈な痛みまで負うことになったので，加重的な強化をもたらす。トラウマ記憶は自身の信念にも大きな影響を与える。「父親が亡くなった歳までには自分は死ぬ」との不合理な信念を抱いていたことがそれを物語っている。その時期を過ぎたことで罪悪感が高まり，痛みの症状がさらに強まった。罪悪感という二次の情動が，痛みの感覚を修飾していることがわかる。情動記憶の特徴として扁桃体からの負の入力が，記憶すべき外部情報と同時に海馬に到達して嫌悪的な内容の形でエピソード記憶として貯蔵される。これを何度も想起して反芻すれば快－不快を基調とした一次の情動が，人間に特有な社会的情動である二次の情動へと発展し，意味記憶化した形で二次の情動としての「罪悪感」や「罪責感」を生み出す温床となる。

rTMS治療体験：（痛みについての）本人からの報告

　治療開始直前の着座時に感じていた腰痛が，毎セッションの治療終了時には必ず弱まっていると報告される。　→　即効性の短時間効果

　持続性腰痛はrTMS治療20回頃から明らかに弱くなり，30回終了まで苦痛が和らいでいった。　→　遅効性の長期間持続効果

　散歩や卓球などの運動で痛みが引き，自分で痛みをコントロールできる自信が出てきた。30回終了時には痛みをあまり考えないようになり，痛み以外のことを考える時間が増えた。

rTMS治療体験：（痛み以外の）本人からの報告

　「rTMS治療を15回受けた頃から夢を毎日見るようになった」

　「自分の住む県が好きになれず，他県へ行って住み込みの仕事をしようと思っていたが，治療を受けている間にその考えは消え，地元に残って仕事をしようと考えが変わってきた」

　「痛みがあっても，他の存在から苦しめてやろうという残酷な意図を感じなくなった。痛くても嫌な感じが消えたので楽になった」

　痛みと痛み以外の項目についての変化を報告してもらった。まず痛みについてだが，１回ごとのセッションの終了時に痛みの感覚的強さが低下すると述べている。実際の治療を始める開始前は，強い痛みのために長時間座ることができないようだったので，本当に治療が続けられるのかと心配だったが杞憂であった。これはいかなる理由で起こることだろうか。「コラム⑤：うつと痛みの関係性」を参照してもらえれば理解しやすいが，脳幹から側坐核へのドパミンの放出がrTMSの前頭葉磁気刺激で促されたのではないだろうか。それにより下行性疼痛抑制経路の働きが急激に高まり，痛みの入力信号が脊髄後角にて抑制されて一時的に弱まったことでの結果と考えられる。前頭前野の皮質錐体細胞からのグルタミン酸神経は脳幹の中脳腹側被蓋野にあるドパミン神経細胞群に達し，側坐核を含めた部位へのドパミンの放出を促す。

　パーキンソン病という病気をご存じだろうか。パーキンソン病は脳内のドパミンの量が減ることによって動きが固くなったり，手足の震えが止まらなくなる病気である。その症状群の中に小刻み歩行などの歩行障害も含まれる。中脳の黒質と呼ばれる部位から線条体に放出されるドパミンの減少が，パーキンソン病の主な原因と考えられている。整形外科領域からの報告であるが，20分間のrTMS（ニューロスターとは異なる機器）治療で患者さんの歩行状態が劇的に改善する動画が公開されている。前頭前野からは中脳の黒質にあるドパミン神経細胞群にもグルタミン酸神経が伸びており，rTMSで前頭葉皮質→中脳黒質へと刺激が伝わり，中脳黒質のドパミン神経群が興奮して投射先の線条体でのドパミン放出が短時間に増えた機序が推定される。線条体は動作をスムーズにする動きにも関わっており，ドパミンが潤滑油のようにそれを手助けする。同じ仕組みで側坐核へのドパミン放出が短時間に起こっても不思議ではない。

　rTMSの磁気刺激で最初に頭皮に痛みを感じたとしても，その後はほぼ全員が同じ刺激レベルの痛みに対して平気になっていく。この「慣れ」という現象の背後にも，下行性疼痛抑制経路の仕組みが関わっている可能性がある。うつ病でドパミンの放出量が減ることによって低下していたそのルートが刺激の繰り返しで次第に機能を向上させていったと考えられる。

　さらに興味深いのは15回終了の頃に現れた夢見の回復である。これも「コラ

ム③：意識・睡眠・夢」を参照してもらえれば理解しやすいが，脳幹の中脳腹側被蓋野から内側前頭前野への持続的で生理的な律動と周期性を持ったドパミンの放出が再開されたことを物語っているのではないだろうか。うつ病治療において持続的で生理的なドパミン放出機能の回復は，外界に存在する，自己にとって好意的な対象などへの反応を自然な流れのものとし，正の情動の強化へとつながる意味で重要である。

　また，認知面での変化にも注目したい。長年にわたって「自分への罰」とみなしてきた痛みの意味を他罰的なものとして捉えなくなっている。父親との関係性において認知面での変化が起こり，自分を責め立てる残酷な痛みの要素が薄れた結果だと考えられる。また，少し先の将来に対しても現実的な視点での目標設定ができるようになっている。痛み中心の注意や思考から解放され，他のことに視点を振り向ける余裕が出てきたからではないか。痛みが主人で自分がそれに隷従するような立場の捉え方から，自分が痛みをコントロールできるという自信を持てる捉え方に変わっている。

　図に示したとおり，HAMD-17はrTMS30回終了時には当初の18点から6点まで下降して，うつ病が寛解状態に至っている。また，背側前帯状回を中心に前頭葉機能を測る目的で行っているストループ課題の成績にも多少の向上が見られた。うつ病患者における疼痛症状の併存率は約65％と非常に高い。そのため，両者には共通の基盤があるとも考えられている。今まで学んだ知識を活用しながら痛みへの洞察をもう少し深めていこう。

　Ｓさんに受けていただいた心理検査の結果を次頁に提示する。なお各検査の概要は以下のとおりである。

- ● **HAM-D（17項目版ハミルトンうつ病評価尺度）**：うつ病の様々な症状について客観的に評価するための検査
- ● **PHQ-9**：うつ病の程度について自覚している症状等を評価する検査
- ● **新ストループ検査Ⅱ**：脳機能の主に前頭葉機能について情報処理の早さや集中力について評価する検査
- ● **WHOQOL26**：主観的幸福感や生活の質を測定する検査
- ● **DES-Ⅱ**：解離性障害のスクリーニング検査（Ｓさんには未施行）

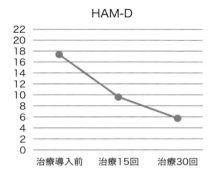

● HAM-D（17項目版ハミルトンうつ病評価尺度）

	治療導入前	15回終了時	治療終了時
得点	18	10	6
うつ病の程度	『中等症』に該当	『軽症』に該当	『正常域』に該当

● PHQ-9

	治療導入前	15回終了時	治療終了時
得点	13	10	4
うつ病の程度	『中等症』に該当	『中等度』に該当	該当なし

● 新ストループ検査 II

	本人結果【1回目】	本人結果【2回目】	本人結果【3回目】	標準年齢集団（SD）
課題1（正答数）	48	50	54	52.22（8.88）
課題2（正答数）	43	48	46	46.81（9.48）
課題3（正答数）	33	31	36	36.30（7.39）
課題4（正答数）	30	13	29	31.37（9.01）

※各課題の得点が高い程，情報処理が早く，集中力が高いことを表す。

● WHOQOL26

	本人結果【1回目】	本人結果【2回目】	本人結果【3回目】	60代男性平均値
身体的領域	2.14	2.29	3.57	3.52 ± 0.60
心理的領域	2.67	2.83	3.83	3.33 ± 0.57
社会的領域	3.00	3.00	3.67	3.15 ± 0.55
環境領域	2.75	3.13	3.88	3.22 ± 0.56
合計	2.54	2.65	3.69	3.31 ± 0.50

※各領域の点数が高いほど，該当する領域の満足度/QOLが高いことを示す。

疼痛の新しい概念（痛覚変調性疼痛）

　最近まで，疼痛には大きく分けて以下のように2つの原因があると考えられてきた。

- ・怪我や炎症で組織が傷つき，痛み信号が出て起こる「侵害受容性疼痛」
- ・手術や事故，脳卒中などで神経が損傷して起こる「神経障害性疼痛」

　しかしそのどちらにも当てはまらない痛みに苦しむ人は多く，痛む部位を調べても原因が見つからず，医療の中で曖昧な位置づけになっていた。国際疼痛学会は「脳の神経回路の変化が影響し，原因がなく長引く第3の疼痛」を2017年に提唱。それを受けて日本疼痛学会などの国内8学会が連合で，2021年秋に「痛覚変調性疼痛」と呼ぶことを決めた。名称の決定で従来の痛みのタイプとの区別が明確になり，治療法の開発の後押しになると期待される（令和3年11月8日　朝日新聞の記事より一部抜粋，改変）。

　あなたがテーブルの角で膝を強く打ったとしよう。打った場所は真っ赤に腫れ上がり，強い痛みを感じる。このような場合，人はとっさにどのような行動をとるだろうか。おそらく大半の人はその赤く腫れ上がった部分を自分の手で何度もなでるであろう。これは「なでる」という動作が本人の気づかないまま疼痛部位に触覚刺激を加えていることになり，この触覚の刺激が脊髄の後角に入ってくる痛み刺激をそのレベルで抑制しているのである。この動作は意識的に行っているのではなく，経験あるいは遺伝的なプログラムに基づく基本的本能行動と呼んでもよいかもしれない。

　軽い怪我なら文字通り自分への「手当て」だけで治ってしまうこともありそうだが，怪我による損傷が意外と重症だった場合にはいったい何が起こるであろうか。侵害受容性疼痛でも神経障害性疼痛でも痛みが強く長く続く場合には，中枢（脳，脊髄）に向けて痛み刺激の信号が絶え間なく高頻度に発射され続ける。それが続けば，中枢のレベルで「長期増強」が起こる可能性が出てくる。痛みの情報処理が脳内で分岐して2つに分かれて

いるので（「コラム⑤：うつと痛みの関係性」を参照），それをまとめてみる。

　末梢の感覚神経終末→感覚神経線維→脊髄後角細胞→対側の脊髄上行路→延髄レベルで旧（内側）脊髄視床路と新（外側）脊髄視床路に分枝して別々に視床に投射→内側路は扁桃体，前帯状回，島皮質などへ　　外側路は体性感覚野へ

　外側路は痛みの「感覚的側面」（場所，強さ）に，内側路は痛みの「情動的側面」（局在不明，ノロノロした残酷な痛み）に関与する。

　最終的に外側路と内側路の情報が脳内で処理，統合されて痛みの自覚的評価がなされるわけである。

　内側路が投射されるのは扁桃体，前帯状回，島皮質であり，いずれもうつ病の病態形成にとても重要な部位であることをすでに学んだ。頻回の痛み刺激によりこれらの部位に長期増強が起これば，三者の間の機能的バランスが崩れるであろう。痛覚変調性疼痛の病態の一部は，その機序で形成されると考えられる。どうやらrTMS治療は，そこに介入して崩れたバランスを元に近づけようとするらしい。電気けいれん療法で確認された前帯状回へのドパミン放出がrTMSでも同様に生じ，その効果が一部関わっているかもしれない。

　rTMS治療前のSさんは，自分の痛みを「他の存在が残酷な意図を持って自分を苦しめてやろうとしている」と評価していた。内側路の痛みは，「ノロノロした残酷な痛み」として感じられる。両者の「残酷さ」という共通点から，Sさんにおいて内側路を伝わった痛み情報の過剰処理が行われている証拠になるであろう。治療終了後は「痛くても嫌な感じが消えたので楽になった」と評価が変わっている。痛みへの認知面での変化が現れ，20年近く抱き続けてきた「痛みは自分を責める他罰的なもの」との囚われがなくなったわけである。

　主に前頭葉皮質が担う認知機能は，進化的に古くから存在している扁桃体や前帯状回，島皮質などの影響を当然受けるはずである。前頭葉に対し

て何でもトップダウンで決めて，周りを力で無理やり抑え込もうとするワンマン社長のように思う人がいるかもしれないが，それは間違いである。生命活動のエネルギーは双方向性を持っており，ボトムアップ入力は前頭葉に逆方向で働きかけてくる。扁桃体，前帯状回，島皮質，あるいはもっと複数の部位を含んだネットワークのバランスが向上したため，機能不全に陥って狭い視野しか持てなかった前頭葉の認知機能が自然に改善したのだろうと筆者は考えている。何事においてもバランスが大事なのである。

　ドパミンに関連した効果はどうであろうか。Ｓさんは１回ごとのrTMS治療終了時に痛みが緩和されることを報告した。筆者はこれについて，中脳腹側被蓋野から側坐核へのドパミン放出が高まり，下行性疼痛抑制経路の作動で「今ここ」に存在する痛み刺激を減弱したからだと述べた。さらに，磁気刺激を連続して何度も繰り返すことでドパミンの放出を定期的に促す。それにより生理的なドパミンの放出リズムが回復し，その効果は自覚的には長年途絶えていた夢見の回復として現れたと唱えたい。

　痛み信号の長期増強は，外側経路の体性感覚野の痛覚処理部位にも影響を与えており，痛覚処理回路も異常をきたしている。うつ病治療プロトコルによるrTMSだけでは，そこを治療することは難しいと筆者は考えている。下行性疼痛抑制経路が回復して新たに外から入力されてくる痛み刺激を減弱できても，その弱い刺激が体性感覚野の過敏性が増した痛覚処理部位で反響的に大きく増幅されてしまうので，十分な治療にならない（下行性疼痛抑制経路の上流部分でドパミンの量が増えれば，その回路の下流に位置するノルアドレナリンやセロトニンの量も増える。SNRIと呼ばれる抗うつ薬は，この２種類の神経調節物質のシナプスからの回収を阻害することでシナプスに存在する時間を延ばして脊髄後角での痛み信号を減弱する効果を強める。ノルアドレナリンやセロトニンのシナプスでの存在量が多いほど痛み信号の減弱効果は強くなる）。

　夢見の回復についてもう少し述べると，ドパミンの放出は痛みに関する側坐核ではなく内側前頭前野でも起きているはずである（「コラム⑥：意識，睡眠，夢」を参照）。つまり，rTMS治療では側坐核と前頭葉の両

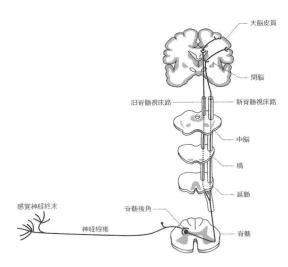

痛覚投射経路（『慢性痛のサイエンス第2版』より引用）

①感覚神経終末が侵害刺激を受けると，侵害情報は電気信号に変換され，②感覚神経線維上を伝わり，③脊髄後角細胞（三叉神経脊髄路核細胞）に伝達される。さらに，④脊髄上行路を経て，広範な脳領域に投射される。

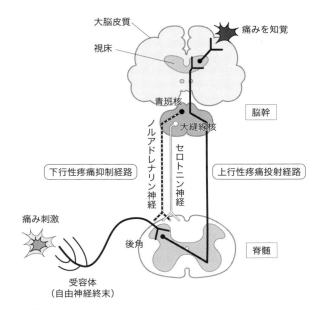

下行性疼痛抑制経路

痛みを感じると，脳幹部から神経線維を伝って脊髄内を下降し，過剰な痛みの伝達を抑えるシステム。これら神経線維にはセロトニン神経とノルアドレナリン神経があり，セロトニン神経はセロトニンを，ノルアドレナリン神経はノルアドレナリンを放出し，痛みで興奮している神経の後角にある受容体でそれらをキャッチし，痛みに抑制をかける。

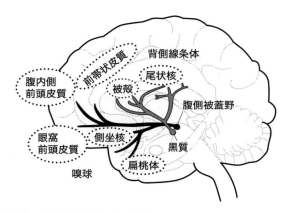

中脳皮質，中脳辺縁系ドパミン神経

中脳の腹側被蓋野と黒質からドパミンが異なる部位に放出される。腹側被蓋野からの投射部位（黒の部分）は，側坐核皮質に向かい，黒質からは被殻や尾状核（灰色の部分）に向かう。側坐核へのルートは下行性疼痛抑制系の起動部位となる。

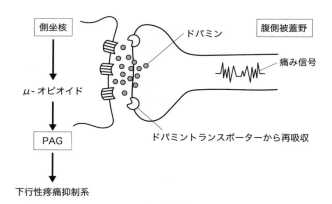

中脳辺縁系ドパミン経路と下行性疼痛抑制経路

侵害刺激が中脳の腹側被蓋野(VTA)に届く。→ VTAからドパミンが側坐核に放出される。→オピオイドを介した神経伝達が広がり，結果的に下行性疼痛抑制経路が活発に働く。

方でドパミンが増加する。前頭葉のドパミン増加は〈前頭葉刺激 → 脳幹（中脳腹側被蓋野）→ 前頭葉へのドパミン放出〉がメインである。ただし，脳幹から前頭葉に伸びているドパミン神経の神経終末を直接磁気で刺激することにより，付随して神経終末に貯蔵されていたドパミンが局所的

にシナプスに漏れ出すことでも増加する可能性はある。それは1回ごとのセッションが終了するたびに「頭の中がスッとして気持ちよかった」と述べる人が多い点からも理解しやすい。いずれにしろ内側前頭前野でのドパミンの増加は意欲の改善を高め，しばらく時が経つとやがて夢見の回復にもつながってくる。夢見の回復は本来の生理的なドパミン放出の仕組みが戻ってきたことの証である。

背外側前頭前野での神経終末から漏れ出したドパミンの増加と脳幹を経由して起こるドパミンの増加はともに頭の回転をよくし，現実と非現実の区別が曖昧になった状態で自己へと埋没しているうつ病患者の焦点を自分の外の世界へと広げていく。抗うつ薬の一部にも前頭葉のドパミンを増加させる作用があるが，おそらくここまでの状態にもっていくには不十分であろう。また，一般的な抗うつ薬には側坐核でのドパミン増強作用はほとんどない。

パーキンソン病治療でドパミンの受容体を刺激する目的で合成したドパミン類似化合物（ドパミン受容体アゴニストと呼ぶ）を服用した場合，側坐核でそれが作用することにより病気以前にはなかった買い物依存やギャンブル依存などの依存症状が新たに出現するケースが見出された。言うまでもなく社会的にもこれは大きな問題となる。また，覚せい剤など強力なドパミン増強作用を有する薬は側坐核へのイレギュラーなドパミン刺激を誘発して幻覚や妄想，興奮を引き起こすことはニュース等の知識ですでにご存じのとおりである。側坐核へのドパミン刺激はうつ病で弱体化している正の情動の回復に重要な働きを持っているが，薬剤で人為的にここを操作しようとした場合，依存や精神病症状のリスクが生じやすいというジレンマに陥る。

一方で，rTMSは海外で禁煙治療に用いられていることからもわかるように，比較的緩やかなドパミン放出を惹起するようである。そのような作用を有することはrTMSの持つ重要な利点であろう。

まとめると，痛みを伴っているうつ病のrTMS治療の効果は，〈内側前頭前野へのドパミンの放出による同部位の機能改善と，その後に続く二次

的な過活動扁桃体機能の抑制によるうつ症状の改善〉，〈側坐核へのドパミン放出によるうつ症状改善と痛み感覚の軽減〉，〈前帯状回へのドパミン放出による同部位の機能改善と痛み情動の軽減，うつ症状の改善〉，〈ルートは不明だが島皮質の機能改善による痛み情動の軽減，うつ症状の改善〉ということになりそうである。

　島皮質への内受容的な入力には痛みの情動的情報も当然ながら含まれるので，rTMSによって情緒的痛み情報の入力が低下すれば島皮質内部の異常な神経パターンにも変化が生じ，島皮質の機能改善の一翼は担っているであろう。Sさん自身の感覚としては「痛いのはやっぱり痛いのだけど，うつは治った。前向きにいろいろと先のことを考えられるようになった」という感じである。

　同じような体験報告は，同じく長年にわたって強い痛みを有するうつ病の女性患者さんからも寄せられている。本人の了承を得られたので，今度はこの方の経過を見ていこう。筆者の重ねての解説はくどくなってしまうので，この方の訴えを元に筆者がどのように考えたのかを示した後，担当公認心理師とのカウンセリングでの発言内容を中心にその変化を見てもらうことにする。

■症例2

B県在住の60代の女性Tさん

　X-7年前から寒気と発汗を繰り返すようになり，次第に暑さも寒さも感じなくなった。内科，心療内科を受診するがよくならず，頭痛と不眠が出現する。

　X-6年に更年期障害外来を受診するも該当しないとの診断を受ける。

　X年には，睡眠薬を服用してもほとんど眠れない，身体全体の感覚が麻痺している感じになる。足首を押さえつけられるような痛み，お腹と胸を外から内にえぐられるような痛みを感じる。泣きたくても涙が出ず，空腹感も感じられない。

　E総合病院脳神経内科で薬物療法，ボトックス注射を受けるも効果がな

く，原因がはっきりしないため，お手上げ状態だと言われる。

X年当院初診時の状態

　以前から痛みとは別に，うつ病の診断にてF心療内科クリニックを受診していた。F心療内科での処方薬は抗うつ薬であるミルタザピン45mg/日，抗精神病薬のオランザピン10mg/日であった。F心療内科の担当医師から「痛みはうつからきている」と言われたことには納得できなかったが，「まず先にうつ病を治そう」と覚悟を決め，当院宛の紹介状を持参して来院した。

　本人の中では「うつ」と「痛み」は全く分離したものであり，より「痛み治療」に今後専念するために，まずはrTMS治療を受けてうつ病を徹底的に治そうというのが，今回の入院治療を決意した一番の動機であるとのことであった。

　脳神経内科の担当医は，根本的な原因はわからず対応に苦慮している様子であった。

　合併症としてはシェーグレン症候群，慢性関節リウマチの自己免疫疾患が存在する。

　来院時のHAMD-17検査は30点であり，「重症うつ病」に該当したためにrTMS治療の保険適用となる。

　いつも思うことだが，治療が難渋してどうしようもなくなると「これは精神的なものでしょう」と患者さんに言って精神科に丸投げしてくるケースが見かけられる。幻覚妄想や過度の不安状態があるのであればそれも納得もできるが，お手上げになってきたからとの理由で，そういう表現をいきなりされるのは正直困る。その言葉は，自分の専門外の角度からも十分に検討してから言ってほしい。胃内視鏡検査が行われることなく，「食欲低下は精神的なものでしょう」と外科医から言われ，当院へ紹介されて，入院後に末期の胃がんと判明したケースさえあった。他科から「精神的なもの」として回されてきた結果，そういう診断に至らなかった我々はいったいどうしたらよいのだろうか。次に回せる診

療科などはありそうにもない。「これは精神的なものではありません」と言えばその証明を求められることもあるだろうが，「ない」という証明などできるはずもない。「超自然的な力が……」とか「霊的なもので……」とでも言うしかないが，さすがに立場上言えないだろう。正直に「わかりません」と言うほかない。「精神」とか「心」とか呼ばれるものは，まず定義することさえ難しい。精神科医は，医療界の中ではとても弱い立場に立たされた存在なのである。

その他の気になる訴えの内容

「夢なんかもう何年も見ていません。眠れないのだから当たり前でしょ？」
「尿意を感じなくなりました。漏らしてしまいそうになることもあります」
「足の中で棒状のものが回転して，それが痛みを引き起こします」（体感幻覚，妄想思考？）
「部屋が暑いのか寒いのかわからないし，エアコンをかけてもかけなくても結局は同じ」
「私はうつを治しに来ました。痛みは脳神経内科の有名な先生に診てもらっているので構いません。うつを治してください」

全体の印象としては非常にトゲトゲしく，敵対的とまでは言わないまでも警戒的，防御的態度がありありと伝わってくる。脳神経内科の有名な先生しか自分の痛みは治せないと確信している。子どもが病気を患っており，ひとりでその子どもの世話をしてきた。その子の将来のことがいつも気になっている。「仕事に就けるのだろうか。ひとりで生きていけるのだろうか」との心配が常に頭から離れない。→ 不安に満ちた負の情動の存在

「尿意を感じない」との訴えから考えてみると……

有名ではない，しがない地方の無名の医師なりにその訴えからいろいろ考えてみる。

最初の症例のSさんと同じく，何年も夢を見ていないことから，前頭葉，線条体でのドパミンの放出量の低下が推定される。前頭葉関連で言えば「尿意を感じる」ためには，膀胱壁の伸展刺激→骨盤神経（副交感神経）→前頭葉のルー

トで信号が伝わる必要がある。前頭葉機能の低下があれば，尿意を十分に感じとれないであろう。また，パーキンソン病で頻尿を中心とした膀胱障害が見られることがあるが，線条体でのドパミン低下がその一因であることがだんだんとわかってきた。

rTMSで前頭葉機能の回復が図れるならやがて「尿意を感じる」ようになるのではないか？

「寒いのか暑いのかわからない」からは……

暑さ，寒さなどの「温熱的不快感」については，島皮質と扁桃体が関わっていることがわかってきた。特に島皮質は，身体の「内受容感覚」と環境からの「外受容感覚」とのバランスを取ることに関わっており，うつ病では島皮質の機能低下に伴い，内受容感覚が優位となって環境への関心が後退し，自己身体への囚われが過度になる。そこから，妄想的な身体イメージも生じ得る。身体全体が麻痺しているような感覚，空腹を感じられないこと，泣きたくても涙が出ない情動感情と情動行動の不一致など，身体感覚の違和感も島皮質の機能低下を示唆する。

「右島皮質は低次中枢から自律的な内臓由来の入力信号を受け取り，内受容性の身体の状態を統合化された形で再処理し，自己の身体に関する心的イメージを形成する」（Craij）

島皮質の機能低下は，身体内面の心的イメージを歪ませるであろう。この症例の経過からrTMS治療は「島」への作用も窺われる。心理カウンセリングの内容を経時的に見ていき，身体感覚を中心とした認知的変化を提示する。

カウンセリング記録①（rTMS 3回目終了時点）

「1回目の治療後は少し頭がスッキリしましたが，2回目，3回目は変化なし。これで本当によくなるのでしょうか」

「四六時中，足が痛いのです。和らぐことも痛みを忘れることもありません。聴かなくてもよいからラジオを流せと言われてそうしていますが，ラジオを聴く余裕などないですね」

「寝ている間だけ，痛みを忘れることができるのに眠れない。眠ること
を望んでいるのに眠れない。何も改善されないので，本当につらいので
す」

....

　否定的に物事をとらえる傾向が強い。治療への向き合い方についても，やや
消極的である。

カウンセリング記録②（rTMS　8回目終了時点）

「あまり変わらない気がするけど，よくなるのでしょうかね。何もする
気が起こらず，ただ横になっているだけです。でもすごく久しぶりに美味
しいラーメンを食べに行きたいと思いました。好きなラーメン屋さんが
あって，そこに行きたいなと思いました」

「なんとなく痛みは少しましかなという感じ。痛みを感じない瞬間はな
く，ずっと痛みがあるので本当に少しましかなという程度」

　あとは，家族との関係についての追想がいろいろと語られる。

....

　表情は穏やかになっており，口調も落ち着いている。足の痛みは継続して不
快感も強いが，「痛みがまし」「ラーメンを食べに行きたい」など，小さな変化
に気づけるようになっている。

カウンセリング記録③（rTMS　15回目終了時点）

「実感として食欲が出てきました。売店でカップラーメンを買って食べ
ました。久しぶりだったので美味しかったです。睡眠も取れるようになっ
て。痛みは変わらないけど，他のところでよい方向に向いて気持ちにゆと
りが出てきました。自分のことに精一杯だったのに，他のことにも目が向
けられるようになったんです」

「入院前と入院直後は，痛みと不安でどうしようもなく１日何十回も夫
に電話していましたが，今は１回です。夫も仕事が忙しいだろうし，痛み
のことは専門家に話したほうがよいことに気づけました」

「足が痛いので散歩に行くのは難しいけど，窓から散歩している人を眺めています。部屋から景色を見るのは入院当初はできませんでしたが，今は桜の変化も楽しんでいます」

....

穏やかに対話。自ら精神的に安定していると述べられ，治療効果を実感されている。

カウンセリング記録④（rTMS 20回目終了時点）

「足は変わりなく痛いです。動くと痛みが増すので，部屋で横になっていることが多いです。でも，前よりテレビを観られるようになってきました。活字を読みたくなり，図書室に行ってマンガを借りて読みました。久しぶりに読むと面白いですね」

「寒さ暑さも全然感じられなかったのに，少しずつ感じるようになりました。最近は暑いので，アイスクリームを食べたくなっています」

「体のどこかに不調を感じると，そのことが気がかりで他のことを考えるのが難しくなります。不安や恐怖が強くなると心にも影響が出てきて，うつ病になることだってある。何度もうつを経験したけど，体と心は関係しているものなのだって，やっと理解できたように思います」

....

痛みの捉え方に変化が見え，不安感や抑うつの軽減，活動内容の増加，意欲の向上が感じられる。テレビ，読書の内容理解の向上は作業記憶の改善を窺わせる。

カウンセリング記録⑤（rTMS 25回目終了時点）

「この1週間でいろいろ動きました。図書室に行ってマンガの続きを読んだり，喫茶室に行ってコーヒー飲んで，たこ焼きを食べて，それから売店にも行きました。楽しいです。足の痛みは変わらないけど，自分でいろいろできると嬉しいですね。じっとしているわけにはいかないし，最近は暇だなと感じるようになりました。テレビも集中して観れるし，本の内容

も頭に入ってきます。痛みに囚われることがなくなってきたように思います」

「自宅に外泊したらご飯は何を作ろうかなと今から楽しみです。料理はもともと好きだったので，好きなことができるのは嬉しいです。家族を喜ばせたいです。ずっと帰っていなかった実家にも行って，高齢の両親に元気な顔を見せたいです。先日，不安な時に迷惑をかけた友人に連絡したら，元気になったねと言われました。また女子会をして楽しみたいですね」

⋯⋯⋯⋯⋯⋯⋯⋯⋯⋯⋯⋯⋯⋯⋯⋯⋯⋯⋯⋯⋯⋯⋯⋯⋯⋯⋯⋯⋯⋯⋯⋯⋯⋯⋯⋯

　表情がよく，笑顔が見える。集中力，意欲面が向上し，自身の回復を実感されている。

カウンセリング記録⑥（rTMS　30回目終了時点）

「自宅に一泊してきました。買い物も料理も私がして……もちろん手作りですよ。ドリアもスパゲッティも私が作りました。それぐらいのことだけど，入院前はそれもできなかったので，徐々に元に戻っているのだなと実感できました」

「足の痛みは変わりません。痛いものは痛い。朝起きた時は足が軽くて楽だけど，動けば動くだけ足が痛くなってきます。自分ではうつになっているなんて気づきませんでした。普通にできたことができなくなってくることが，うつのサインかなと今では感じています。何かおかしいと感じた時に診察に行けばよかったです。今後そう感じることがあれば，早めに診察を受けようと考えています。重症化することは防ぎたいですね。あんなにつらいことはもうコリゴリです」

⋯⋯⋯⋯⋯⋯⋯⋯⋯⋯⋯⋯⋯⋯⋯⋯⋯⋯⋯⋯⋯⋯⋯⋯⋯⋯⋯⋯⋯⋯⋯⋯⋯⋯⋯⋯

　落ち着いた表情・口調で，会話のやり取りが可能である。不調のサインを認識され，今回の経験を未来に活かそうとする前向きな発想が窺われる。

　最後にＴさんの心理検査の結果を次頁に示す。

＜検査結果＞

● HAM-D（17項目版ハミルトンうつ病評価尺度）

	治療導入前	15回終了時	**治療終了時**
得点	30	9	**5**
うつ病の程度	『最重症』に該当	『軽症』に該当	**『正常域』に該当**

● PHQ-9

	治療導入前	15回終了時	**治療終了時**
得点	27	4	**3**
うつ病の程度	『重症』に該当	該当なし	**該当なし**

●新ストループ検査Ⅱ

	本人結果【1回目】	本人結果【2回目】	**本人結果【3回目】**	標準年齢集団（SD）
課題1（正答数）	43	49	**42**	52.22（8.88）
課題2（正答数）	36	41	**35**	46.81（9.48）
課題3（正答数）	32	30	**29**	36.30（7.39）
課題4（正答数）	25	25	**17**	31.37（9.01）

※各課題の得点が高い程，情報処理が早く，集中力が高いことを表す。

● WHOQOL26

	本人結果【1回目】	本人結果【2回目】	**本人結果【3回目】**	60代女性平均値
身体的領域	1.00	2.71	**3.29**	3.54 ± 0.57
心理的領域	1.00	3.33	**3.83**	3.43 ± 0.57
社会的領域	1.00	3.67	**4.33**	3.34 ± 0.51
環境領域	1.00	3.75	**4.75**	3.31 ± 0.58
合計	1.00	3.31	**3.92**	3.39 ± 0.48

※各領域の点数が高いほど，該当する領域の満足度／QOLが高いことを示す。

　以上が，治療を受けていた時期のカウンセリング中の発言の抜粋である。どのように感じられたであろうか。

　担当公認心理師は，会話のやり取りの中で支持的に受容する態度で本人に接している。もちろん公認心理師の技量が優れている点での効果もあるだろうが，いわゆる認知行動療法的なことを行ったわけではなく，どちらかと言えば本人の中で自然に認知が変化していったことが窺われる。

　慢性痛は，その人の性格を大きく変える。怒りやすく疑い深い性格へ

と変化させる。最初の症例のSさんも退院して家に戻った時,「昔のお父さん（夫）に戻った」と言われたそうである。Tさんも次第に柔和な顔へと変化し，声にもより優しさがこもるようになった。会話中には出てこなかったが，尿意も当然感じられるようになっている。また，12回目のrTMS治療終了時に「最近眠れるようになりました」，そして21回目のrTMS治療終了時には「数年ぶりに夢を見ました」との自己報告をしている。子どもの将来への過度な心配もなくなり，「子どもは子どもの人生を歩めばよいですね」とも言うようになった。

　Tさんは治療終了時に，「痛みはあるけど，うつは治りました」とSさんと同様の表現をされた。「うつ」と「痛み」が分離された感覚，非常に興味深い現象であるが当人以外にはわかりにくい感覚であろう。rTMSでは，実際にこのような不思議なことが起こりうるのである。

　2人とも，我々が前頭葉機能の目安にしているストループ検査の結果は，治療前と治療後ではそれほど変わっていない。前頭葉機能が当初から平均レベルよりは低く，改善の度合いが少ないにもかかわらず，その他の心理検査の項目では劇的な改善が見られていることに注目してほしい。慢性疼痛では，背外側前頭前野の灰白質の体積が減少しているとの報告もある。体積が減少するまで神経細胞がダメージを受ける痛覚変調性疼痛の状態にまで陥ると，予想以上に前頭葉に対する影響は大きいのだろう。背外側前頭前野に長期増強を促して神経細胞のつながりを強化する力は弱く，夢見の回復から考えてドパミンの作用を増強することのほうが，両者のうつ病治療に有効であったと考えられる。慢性疼痛の方全員が夢見を失っているとは思わないが，慢性疼痛を併発したうつ病の人で夢見を失っているケースでは，rTMSでのうつ病治療効果が期待できるであろう。

　精神科医の立場では，少なくともうつ病を寛解までもっていったのだから十分に責務を果たせたような気もするが，本人の立場に立てばまだまだ問題は解決していない。Sさんはもっと自分をよい状態にしてくれる痛み治療専門の医師や医療機関を求めてのジプシー状態が続いているし，Tさんは有名医師への

傾倒に拍車がかかっているが，効果は十分ではないようである。診療科の垣根を越えて統合的な痛み治療体制の確立が切望される。

　痛み治療の領域は当事者には切実な問題である一方，新たにこの分野に統合的に取り組もうとする若手医師にはまだ見ぬフロンティア，ブルーオーシャンの世界が待っている。顕在的にも潜在的にも無数の対象者が存在する。この分野での研究と治療のさらなる発展に期待したい。

　２人の治療を通じて進化論的な考察を追加してみる。

　太古の昔にまで遡れば，その時代の我々の先祖はあまり動かない生活をしていたであろう（クラゲがプカプカと海に浮かんでいるイメージ）。動かずにじっとしている状態がスタンダードという発想である。そのほうが省エネで生活できて効率がよい。睡眠についても思うのだが，生物は基本的に眠っている状態がスタンダードで，起きている状態がむしろ特別な状態だったのではないだろうか。眠っている状態を変えるために神経修飾物質を放出して，わざわざ覚醒という状態を作り出すようになった。進化の基本法則が個体の生存と子孫を残すことに有利な方向へと働く仕組みの創造と考えれば，覚醒の発明は栄養摂取の機会を増やすこと，環境からの脅威を察知しやすくすることなどが挙げられる。

　痛みが加わると覚醒の度合いが上がる。意識障害が疑われる人に接すると，痛み刺激を与え，その反応を観察して現時点での覚醒指数を判定する。この例からもわかるように痛みは明らかに覚醒に付随している。痛みは「環境からの脅威を具体的に把握するための警告信号の手段」として生み出されたのであろう。動かないのがスタンダードの状態であるが，脅威が差し迫っているとの警告がくれば動かざるを得ない。太古の昔，我々の先祖に何かがぶつかってきた。そこに原始的な痛み信号が発生する。その信号は原始的な情動に働きかけ，苦の感覚と動くという動作を誘発させる。「苦の感覚の情」と「動く」が合わさって「情動」が成立する。静止状態の個体を動かすための最初の入力は強力でなければならないが，一度動作が誘発されてしまえば，もうそれ以上，強い入力の持続は必要ない。

苦の持続は有害な結果を生むだけである。そのために下行性疼痛抑制経路という仕組みが整えられていった。瞬間的な初発刺激以降の入力刺激はこの作用によって減弱することができるようになったので，苦の情動はそれほど長くは続かない。これで十分目的を達成できる。

　さらに時代は進み，さらなる進化が起こった。脳と神経系が複雑になり，単純で画一的だった逃避行動パターンをよりたくさんのパターンの中から選択することが可能になってきた。そうなるとフワフワした大まかな刺激情報より，その刺激がどの方向からやってきて，個体のどの部分をどの程度の力で刺激しているのか，判別できたほうがよいことになる。その刺激の全体的な評価でそれに合わせて行動すれば，生き残れる確率はグッと上がる。かくして従来からあった旧脊髄視床路（内側脊髄視床路）の後に新脊髄視床路（外側脊髄視床路）が追加された。

　おおむね，新たに後から無理やり付け加えられたシステムは何らかの脆弱性を有しているものである。それが現在の子孫にうつ病と慢性痛という形にて露呈してきた……筆者はこのように考えている。

コラム⑥　うつと痛みの関係性

　うつになると気分も沈んでいるので，普段よりも強く痛みを感じそうである。そう決めつけてしまうと話はそこで終わってしまうので，もう少し深く考えてみる。体の表面にある痛みを感じる神経は複数あるが，そこで痛みの刺激を受け取ると信号がまず脊髄に入って，後角という場所で別の神経に乗り換える。乗り換え後の神経は脊髄を横断して反対側を上へと進み，脳幹下部で２つに分かれて脳内の視床での別々の部位に到達する。それ以降もおのおの別の脳内部位に投射される。その１つは痛みの場所や強さを感知する感覚野という場所に，もう１つは扁桃体，前帯状皮質，島皮質など情動に関わる場所（情動回路）へ投射される。

　進化的には後者がより古いシステムと考えられる。本来，急性の痛みとは「苦の感じ」を引き起こして危険を警告する。警告が終了すれば要件は済むので「下行性疼痛抑制経路」なるものがあり，痛みの強さを抑える。この経路は脳内から始まり先ほどの脊髄後角に作用して痛みの入力信号を減弱させる。その時に主に脊髄後角で働くのがノルアドレナリンで，SNRIという抗うつ薬はノルアドレナリンを増やす作用があるので，整形外科領域の痛み治療にもよく用いられる。

　脊髄後角は痛み入力を減弱する作用点なので「下行性疼痛抑制経路」の最下流となるが，最近そのシステムの上流部分が判明した。脳幹の中脳腹側被蓋野から腹側線条体の側坐核へと投射されるドパミン神経である。要するに，そこでドパミンが放出されると「下行性疼痛抑制経路」が始動するわけである。激しいスポーツにおいて，試合中や競技中は怪我を負ってもその時点では痛く感じないが，終了してよく見るとトンデモない大怪我だったことを経験した人もいるだろう。１つのことに熱中してドパミンが放出されやすい状態だったので「下行性疼痛抑制経路」が働き，本来感じるはずの痛みの程度を弱めたと考えられる。上流のドパミン放出量が十分あれば下流のノルアドレナリンの量も増えるので，SNRI

の痛みを弱める効果は強くなる。逆に上流のドパミン放出量が慢性的に少なくなっている場合は，下流のノルアドレナリンの放出量もそれに伴って少なくなっているので，放出されたノルアドレナリンの回収を邪魔することでシナプスに滞在するノルアドレナリンの量を増やすSNRIは痛みに効きにくくなる。SNRIが効果を示すには，上流のドパミン放出がうまく働くことが必須となる。

　慢性の痛み（慢性痛）の原因としては，この「下行性疼痛抑制経路」の機能不全に加え，中枢性（脳）の情動回路が変化して誤作動で末梢からの痛み信号を過剰に増幅してしまうことが考えられる。脳内で処理される痛み信号が2つに分かれることを思い出そう。場所と強さを評価する感覚的側面と，文字どおりの苦痛に関わる情動的側面である。この2つの評価が統合されて，人は痛みを感じるわけである。情動的側面が弱ければ「痛いけれど苦しくはない」と表現される。逆に情動的側面が過剰に強くなれば，弱い痛み信号にも大きな苦痛を感じてしまう。病的に過剰になった情動的側面に変化を起こすことができれば，また弱くなっている下行性抑制系回路を再起動できれば，結果として患者さんが感じる自覚的な痛みにも変化が起こると予測できる。ドパミンの低下は正の情動の低下に関わり，うつ病の病態形成にも大きな役割を果たしている。

　rTMSでうつ病と慢性痛治療は可能であろうか。患者さんの実際の治療体験を通じて今後もいろいろと考えていきたい。

コラム⑦　不眠と眠気

　不眠になる直接の原因とは何であろうか。これは意識と覚醒の面から考えればわかりやすい。一般的に覚醒がなければ意識はないと言える。意識が遠のいていって覚醒から睡眠へと移行していく。朝方起きる時は覚醒がスタートしてから次第に意識が舞い戻ってくる感じであろうか。不眠とは覚醒の度合いが下がりながらも，まだ意識の要素が残っている状態だと言える。最初のノンレム睡眠に入る直前で長く足踏みをしている状況とも表現できる。逆にわかりにくくなってくるので「意識がある中で眠気を感じ，それ以降は自分で意識することなく知らぬ間に眠りに入る」という経験的な流れで考えていく。

　抗うつ薬のSSRIはセロトニンを増やすことでうつ病の改善を図るが，セロトニンの増加は覚醒系を強めるので，その副作用に不眠があるのはわかりやすいであろう。眠気の正体については昔からいろいろな説が存在したが，何らかの睡眠促進物質が増えて，それが眠気を引き起こすと思われていた。代表的なものは日中の疲労がたまってくるとアデノシンという神経伝達物質が増え，これが覚醒系を抑える方向に働いて眠気を生じるという考え方である。このアデノシンの働きを邪魔するのがカフェインで，コーヒーを飲むと眠気が吹っ飛ぶというイメージから受け入れやすい考えである（やたらとコーヒーを飲む小生にはそんな効果はない。こういうのを耐性と呼ぶのだろうか）。

　ところが，数年前に新しい考えが唱えられた。NHKの「チコちゃんに叱られる！」でも紹介されていたので抜粋して改めて紹介する。

　「カルシウムは筋肉を動かしたり，記憶や学習する際に脳の神経細胞に出入りして活性化します。勉強・運動・感動などで脳が興奮状態になると神経細胞にはたくさんのカルシウムイオンが取り込まれて覚醒します。この時に出入りしたカルシウムの情報は，入退室記録のように脳が記録します。この記録がある一定の基準になると眠気が起きて，これが増え

れば増えるほど深い眠りになるのです」

　この考えは，rTMS治療を行っている立場からすれば非常に魅力的に映る。磁気刺激で電気信号を起こし，多くの神経細胞を発火させたり，神経細胞同士の結びつきを強固にする場合には，そこで大量のカルシウムの移動が起こっている。つまりrTMSは，受ける回数を重ねるたびに神経細胞内におけるカルシウムの入室記録をどんどん書き加えていく側面がある。刺激中はかなり大きな音がするが，慣れてくると治療中に眠ってしまうケースも結構見られる。4秒間の磁気刺激音，その後に続く26秒間の無音の静止時間，この単調でリズミカルな繰り返しが眠気を誘発するのかと考えていたが，どうやら「カルシウムの記録」による影響の可能性が大きい気がしてきた。当院でrTMS治療を受けたうつ病の方の入眠障害の改善効果はハミルトンのうつ病評価尺度で7割の人にのぼっており，上記の考えを強く支持する。ネズミを使った動物実験から生まれた仮説が人での臨床治療で確かめられるのも医学，医療の醍醐味であろう。「カルシウムの記録」によって本当に眠気が生じるのであればrTMSは画期的な入眠障害の治療機器にもなりうる。

　一方で，リン酸化されるタンパク質の増加が眠気を引き起こすとの仮説も唱えられているが，カルシウムがリン酸化酵素を活性化してタンパク質のリン酸化が進むので，実は両者はつながっている。睡眠に興味のある人間にとっては，興奮して眠れなくなるほどの発見が続々と続いている。

12. 慢性ストレスによるうつ病のケース

　今度は外見上，目に見える形での慢性ストレスが続いてうつ病を呈した方の治療経過を見ていきたい。慢性ストレスの定義は，一見簡単そうで実は難しい。同一の心的圧迫刺激の長期にわたる繰り返しもあれば，異なる複数の心的圧迫刺激の波状襲来なども考えられる。

　ここに登場するUさんの場合は，慢性的な人手不足の企業に勤め，働き手不足から常に過重労働を強いられてきたケースである。Uさんは非常に人柄がよく，気が優しくて力持ちの頼れるタイプの方なので，人から頼まれると無下に断ることができない。仕事自体は普段から手慣れた内容ではあるが，とにかく人員が欠けた部署の仕事を次々に頼まれ，長時間労働が当たり前のごとく常態化していた。家族からも通院先の病院の担当医師からも別の仕事への転職を勧められるが，責任感が強く義理堅い性格のUさんは首を縦に振ろうとはしない。経営者自身も「働かせ過ぎて申し訳ない」とのことで次第に配慮をしてくれるようになったが，実際に人手が足りなくなると，やはりUさんのところへしわ寄せが来てしまう。そのような環境の中で，Uさんは次第にうつ病へと陥ってしまったようだ。

■ 症例3
　慢性的過労に伴う，うつ状態からの回復（15回のrTMS治療が奏効したケース）。

Uさん，30代男性
　高校卒業後，自宅近くのメーカーに作業員として勤める。X−5年2月，仕事量が極端に増え，毎日のように夜遅くまで残業するようになった。気分が滅入って何事も億劫になり，仕事に行こうとすれば吐き気を催

すようになる。中途覚醒で1時間ごとに目が覚め，集中力と持続力の低下のため，職場でのミスが増えた。身体のだるさが強くなり，休日に出かけることが全くできなくなった。趣味の音楽を聴く気にもなれず，ベッドから起き上がることさえできなくなった。

　X−5年8月に近医精神科A病院を受診され，うつ病と診断される。仕事に対しての責任感が強く，他の社員の抜けた穴も自分がカバーしなければとの思いがあり，長時間労働も自分から率先して引き受けていたことから必然的に過重労働が常態化していった。A病院ではメランコリー親和型うつ病と説明された様子である。

....

　メランコリー親和型とは，勤勉，几帳面，真面目。他者への配慮ができ，人間関係を円満に結ぼうとする性格のことを指す。筆者とはかなりかけ離れた性格であるが，こういう性格の人は「内因性うつ病」になりやすいと，大学時代の精神科の講義で確かに習った記憶がある。内因性うつ病こそ「うつ病オブ・ザ・うつ病」で精神科が取り組むべきうつ病のように言われていた時代があった。

　では「内因性」以外に他に何があるのかと問われれば，「心因性」と「外因性」が挙げられる。「心因性」とは家庭や社会での人間関係などに基づく心理的な心配事からくるもの，「外因性」とは身体疾患や感染，外傷など身体に受けた影響から生じるもの，「内因性」とは性格や遺伝からくるもの，と大まかに分ければわかりやすくなるだろう。さしずめ筆者の経験したうつ状態は外因性と呼んでもよかろうか。

　この分類は「こころ」という実態を想定して，波静かな状態の時にその中で自然に湧き上がって起こったものを内因，その外からやってきてかき乱すものを外因，「こころ」が揺さぶられて常時荒波が立つ状態になったものを心因と分けているような気がする。内因性以外は精神医療以外の方法でもよくなる可能性がありそうなので，内因性のうつ病こそ精神科医療の本丸とみなしていたのも納得はできる。

　座禅，ヨガ，運動，有資格・無資格問わず数多ある心理相談業，宗教の介入など，様々な形でうつ病治療領域への参入者が見られる。ややこしいことに，

うつ病は何らかの形での外からの介入がなくても自然経過でよくなるケースもある。だから何がどのように働いて病状に効いたのか，正直わからないことも多い。それぞれの参入者が自分の方法でうつが治ったと喧伝して，群雄割拠の様相を呈している。

　これが統合失調症になると自然によくなることは少なく，本人の強い幻覚妄想に直面するとお手上げになって放り出すので，外部からの参入者は圧倒的に少ない。どのような方法であれ，うつ病が本当によくなるならその方法でよいと個人的には思うが，筆者にも置かれた立場というものがあるのでそうも言っていられない。ここでは，精神科医療の本丸であるメランコリー親和型うつ病の治療について引き続き見ていくことにしよう。

入院に至るまでの経過

　抑うつ状態を認めたが，その時点では本人が抗うつ薬の服用を希望されなかったため，睡眠導入薬のみを服用し，数週間の休職を取った。X－5年11月での復帰後は職場の部署を変え，仕事量も減らすようにした。X－3年1月からはフルタイムの仕事に戻り，3ヵ月間はその仕事をこなすことができた。しかしその後も次第に仕事量が増えていき，年末には職場での嘔気がひどくなり，抑うつ気分や中途覚醒も悪化した。

　X－2年4月から抗うつ薬の服用を始めるとともに再び休職する。同年7月に復職するも抑うつ状態が遷延し，X－1年10月から欠勤が増える。朝，会社の駐車場まで車で行くが，車から降りた瞬間に強烈な吐き気を感じるようになった。我慢して会社の部署のドアの前まで何とかたどり着いても，ドアの前に立った瞬間にさらに猛烈な吐き気を感じて中に入れずそのまま帰宅することが続いた。嘔気の問題もあり，抗うつ薬の服用も困難となった。X年2月にrTMS治療目的にて，A病院の主治医から当院に紹介があった。初診時のHAMD-17は14点で中等症うつ病と診断され，同日当院に任意入院となる。

・・・

　うつ状態が自然によくなる気配はなく，次第に悪化していく。基本的に睡眠

薬だけではうつ病はよくならないので，抗うつ薬の継続服用が必要である。それはうつ病のパターンに変化している異常な神経回路の改変やBDNFなどの神経栄養因子の産生目的のため，抗うつ薬の長期的な服薬が必須となるからである。その夜にだけ短時間効いてくれればよい睡眠薬は，自分の状態に合わせて飲んだり飲まなかったりしてもよいが，抗うつ薬を日によって飲んだり飲まなかったりすると，連続服用によって得られるはずの効果が不十分になってしまうので担当医の指示に従って必ず一定期間は飲み続けてほしい。きちんと服薬できていない場合は，その旨を正直に担当医に話してほしい。担当医は患者さんの服薬がきちんとできているとの前提で考えるので，効果がないと判断して抗うつ薬の用量をさらに増やしたり，新しい薬に変更してしまうかもしれない。そうなると薬物療法が中途半端な形になり，結果的に時間を無駄に費やしてしまう。

　Uさんは会社の駐車場やドアの前まで行くと猛烈な吐き気を催し，それ以上動けなくなってしまう。当然，仕事どころの話ではない。また，吐き気のために抗うつ薬が飲めなくなってしまえば薬物治療の継続も難しくなってしまう。抗うつ薬はセロトニンを増やす作用が一般的に強いが，その作用のために人によっては吐き気の副作用を生じることがある。そのため，Uさんはなおさら抗うつ薬の服用が難しくなってしまった状況である。薬物療法の継続を困難に感じた担当医師からrTMS治療を勧められたのも無理はないであろう（1種類以上の抗うつ薬の服用継続は，rTMS治療中でも必要であるが……）。

入院中の経過

　入院前の治療情報としてフルボキサミン，エスシタロプラム，セルトラリンと抗うつ薬を順次トライしていったが効果はなく，現在は気が進まないままベンラファキシンを服用中とのこと。

　入院後3日目よりrTMS治療を開始する。また，入眠困難を解消する目的と入院生活リズムを整える意味で，午前7〜9時の間に1時間程度の高照度光療法の併用を行う。抗うつ薬は前医からの処方であるベンラファキシン75mg/日を継続し，睡眠導入薬としてゾルピデム5mg／眠前をそのまま継続することにした。睡眠に関しては入眠困難，中途覚醒に加え，夢

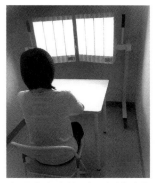

高照度光療法（※症例ご本
人ではありません）

を見ることはほとんどないと言われる。薬物療法自体は入院前と変わっておらず，高照度光療法にrTMS治療，そして付随する入院生活での結果であるが，入院の早い時期よりうつ状態からの部分的回復が見られた。rTMS治療を行うにあたって「自己感覚の自己評価メモ」を自記式に記入してもらったが，3回目終了時点で意欲の回復が，5回目終了時点でその他の6項目の改善が本人より報告された。

‥‥‥‥‥‥‥‥‥‥‥‥‥‥‥‥‥‥‥‥‥‥‥‥‥‥‥‥‥‥‥‥‥‥‥‥‥‥

　入院後の経過である。通院していた病院からの抗うつ薬をそのまま継続服薬した。また，午前中に強い人工の光を30分〜1時間ほど浴びる高照度光療法を導入した。午前中に目から強い光を入れることで，睡眠の時間帯を前進させることができる。目の奥にある視交叉上核という部位に網膜からの信号が届くことで概日リズムがリセットされる。うつ病では，夜になると不安が高まり，入眠が妨げられ，次第に遅寝，遅起きがパターン化されて睡眠相が後ろにずれていくケースが多い。起床時には気分が重くて調子が悪いこともよくある。午前中に光を浴びると，後ろにずれていた睡眠相が前のほうに戻るようになり，遅寝，遅起きから普通の睡眠状態に近づくことが可能になる。

　rTMS治療のセッション前に光療法を行うと，rTMS治療セッション時間での覚醒度が上がり，磁気刺激の効果が上がるとの報告もある。rTMS治療の経時的効果を測るため，自分で自分の状態評価をする「自己感覚の自己評価メモ」を

自己感覚の自己評価メモ

rTMSを受け続ける過程で下記の感覚を自分で感じた場合は、それが何回目の
終了時点なのか、あるいは何月何日の時点なのかを記入してください。

患者氏名　　　　　　　　　　　　　　初回の治療日

感　　　　覚	何回目	日　付
イライラが減ってきた		
不安が減ってきた	5回	3月2日
ゆううつな感じが減ってきた	5回	3月2日
何も手につかない感じが減ってきた	5回	3月2日
根気が出てきた	5回	3月2日
興味の範囲が広がってきた	5回	3月2日
喜びの感情が出てきた		
生きがいを感じるようになった		
視界が開けてくる感じがした		
活字を読むのが楽になってきた	5回	3月2日
意欲が出てきたのを感じた	3回	2月28日
眠れるようになってきた		
計算能力が改善してきた	15回	3月16日
ものを覚える記憶力が改善してきた		
楽しかった昔のことを思い出すようになってきた		

あらかじめ患者さんにお渡ししていたので，その結果をお見せする。

　rTMS治療を始めてわずか3回目の終了時に「意欲が出てきた」と報告している。驚くべきスピードで変化が起こっている。5回目終了時点には，治療前に存在していたほぼすべての症状で変化を感じ始めたことになる。一番遅れて実感された計算能力の改善には背外側前頭前野が関わっており，その部位での長期増強による改善効果と考えてよいだろう。意欲に関わるのは主に内側前頭前野であるとの話をすでにしている。そうであれば，内側前頭前野に真っ先に何らかの変化が生じたことになる。ストループテストは，内側前頭前野や前部帯状回の機能を間接的に反映するので，まずその成績の結果を提示する。

● 新ストループ検査 II

	本人結果【2回目】	本人結果【1回目】	標準年齢集団（SD）
課題 1（正答数）	60	55	65.18（8.32）
課題 2（正答数）	52	50	58.13（7.27）
課題 3（正答数）	43	41	47.30（5.79）
課題 4（正答数）	41	36	44.97（7.09）
逆ストループ（干渉率）	13.33	9.09	10.38（8.85）
ストループ（干渉率）	4.65	12.20	4.90（10.07）

※ 各ストループの干渉率は低いほど，集中力が高いことを示す。一方，干渉率が標準年齢集団より1 SD以上高い場合は，干渉制御（邪魔な情報を排除して大事な情報の選択に注意を向ける）に問題があることを表す。

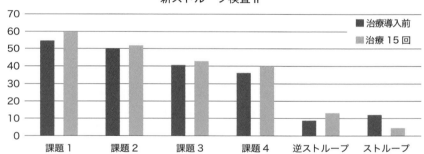

新ストループ検査 II

治療前より治療後に各項目で改善が見られる

	入院前	rTMS 15 回終了時
HAMD-17	14 点	0 点（寛解域）
MADRS	16 点	0 点（寛解域）
PHQ-9	5 点	0 点（寛解域）
WHOQOL	3.19	3.69（QOL 満足度の向上）

治療後は完全寛解と言えるほど良好な結果となっている

　確かに治療導入前（1回目）に比べて15回終了時（2回目）には，ストループテストのすべての項目で改善が見られていることがわかる。併せて，その他の検査結果もお示しする。

　当初のHAMD-17が14点とそれほど高くはなかったとしても15回のrTMS治療（3週間）を受けたその時点では，もはやうつ症状は全くないと言える完全寛解の領域に至っている。こういう言い方はあまり好きではないが，奇跡的なことが起こったと言っても過言ではない。本人の自覚では，本来の自分の95%まで回復できたとのことであった。

rTMS治療の終結直後と退院後の経過について

　rTMSを15回実施した時点で心理検査の結果も自己感覚での自己評価も寛解に達したので，入院中に一度外泊されて実家に戻られる。自宅で一泊した翌日，自分の意思で試しに車で会社を訪れてみた。その時は会社の駐車場に着いても体に何も異変は起こらず，思い切って事務所まで行き，そのドアを叩いてみるがそこでも何も起こらず，その後に部屋の中に入って社長や専務と談笑しながらの面談ができたとのこと。外泊の後，すぐに当院を退院して自宅に戻った。地元のかかりつけの先生の病院を受診し，その先生からの連絡で知った情報では，復職にあたっては時短勤務から始めることなくすぐにフルタイムで勤務しており，うつ病であることを感じさせないほど元気で過ごしているとのことであった。また，吐き気の症状は全くなくなっており，治療薬としてはベンラファキシン75mg/日をそのまま継続している。不安感はなくなり，休みの日には趣味の筋トレなどにも励んでいる。

　「いやぁ，すごく効きましたね。長年にわたって抗うつ薬を飲んでも治らなかったのに，rTMS治療ではわずか3週間で完全な寛解状態に導くことができましたよ。ほら，やっぱりrTMS治療ってすごいでしょう」
　その一言で無難に終了することもできるが，この本の目的はなぜそうなるのかを考えてみることにある。脳内に起こっている現象を一般の精神科病院の臨床でリアルタイムに観察することは，物理的にも経済的にも現段階では到底不可能なので，すでにわかっている情報を元に考えて

いくしかない。そういう趣旨で、ここからはUさんに起こった驚異的な回復の理由について、筆者なりの考えを述べてみようと思う。

　筆者本人は自分の述べることはおおむね正しいだろうと思っているが、それが本当に正しいかどうかはわからない。rTMS治療を実際に行う治療者から理論的に納得できる反論・異論があれば、いくらでもお受けしたいと思っている。神経可塑性と同じように、人間も周囲の環境に柔軟でなければならないであろう。ここでは、マウスでの基礎研究でわかってきたことは人にも共通して当てはまるとの前提で話を進めていく。内容の大部分を、マウスを用いて「うつと炎症」の研究をされている神戸大学医学部薬理学分野教授の古屋敷智之先生の著書から引用する。また、Uさんの病状の分析は古屋敷先生の意見ではなく、あくまで筆者の個人的意見であり、文責は筆者にあることをあらかじめ述べておく。

急性ストレスと慢性ストレスの違いについて

　マウスによる動物実験のレベルでは……急性ストレスでは中脳から放出されるドパミンが増加し、内側前頭前野の樹状突起が増えた。これは同部位の機能を高め、うつ病様行動への抵抗性を高める。一方、慢性ストレスではドパミンの放出が低下し、内側前頭前野の樹状突起は逆に退縮した。これは同部位の機能を弱め、うつ病様行動を起こしやすくなる。慢性ストレスでは「シクロオキシゲナーゼ-1の酵素誘導がミクログリアで起こりプロスタグランジンE2を生産してEP1受容体を介して中脳腹側被蓋野のレベルでドパミン神経を抑制した結果、ドパミンの放出が低下する」（古屋敷智之先生の報告）。

　内側前頭前野には扁桃体の機能を調整する働きがあり、扁桃体の機能を抑えることができる。内側前頭前野の機能が低下すると扁桃体が過活動になり、これが人ではうつ病の発症と持続を招く一因となりうる。また、現在想定されているrTMSのうつ病治療の機序も内側前頭前野の機能を回復させ、扁桃体の過活動を抑えることに基づいている。この症例の方は何年間も毎日続く同じ内容の長時間労働の繰り返しであるので、同一刺激によ

る慢性ストレスと言ってよいであろう。

　一過性の強い痛みは急性ストレスなので脳幹から側坐核にドパミンが放出され，下行性疼痛抑制経路が起動してその後に続く痛み刺激を抑える。その時同時に内側前頭前野にもドパミンが放出され，神経細胞の樹状突起の増生を促すことで注意・集中力を高めて行動できる体制を整える。非常に合目的で納得できる仕組みである。痛みで動けなくなっている場合ではない。痛みへの感受性を抑え，迫りくる危機にとっさに対応しなければ生存は危うい。

　ところが，慢性ストレスになると話が全く違ってくる。この実験でのマウスの慢性ストレスとは狭いゲージの中で大きなマウスと一緒にされ，大きなマウスから長時間のいじめを受ける環境に置かれることである。まるで時代劇に出てくる牢名主による新入り入牢者へのいじめのような話であり，現代の人間には倫理的に許されない実験である。「窮鼠猫（大鼠？）を嚙む」の例えではないが，「小さいからといってバカにするな」と大ネズミに勇気を振り絞って歯向かっていくこともできる。しかし大抵は残念な結果になってしまうので，できるだけ目立たず動かずの恭順姿勢のほうが生き残れる確率が上がる。

　小学生時代，校区外のそろばん塾に通い，見知らぬ子どもばかりの教室で筆者もいじめを体験した。一学年上の特定の男子がわざと筆者の隣に座り，筆者がそろばんで計算が終了した時を見計らって，自分の体をわざとぶつけて筆者のそろばんの珠を崩すのである。何度も何度も執拗にそれを繰り返す。気の弱かった筆者は無言でそれに耐え，家族にも言うことなく我慢していたが，ある時，勇気を振り絞ってそろばん塾の先生にそいつのことを自分の口で伝えてみた。先生から注意を受けた後は，先生の監視の目もあってそいつが筆者の横に座ることはなくなった。また，しばらくして筆者はそろばん塾も辞めたのでいじめに遭うこともなくなった。

　それ以来，筆者はそのトラウマ的体験から塾嫌いになったので学習塾に行くことはなかった（高校卒業後，河合塾という名前の予備校にはしばらく在籍したが……）。早いものであれから半世紀近く経つが，もしそいつ

に会えば昔のことだからと笑って水に流すことなく，思いきりぶん殴って
やろうと思う。「三つ子の魂百まで」である。そもそも何のためにそいつ
はそろばん塾に来ていたのか。やる気がなければそもそも来るなという話
である。親にむりやり行かされているなら文句は親に言え。全く関係のな
い他人に当たって憂さ晴らしするなど，卑怯者の極みである。小学生時代
の筆者は痩せていて力もなかったが，今では腕相撲を趣味としている。若
い男性研修医と勝負しても大抵筆者が勝つ。

　このように長い目で見ると，状況は必ず変わってくる。子どもの時は視
野も視界も狭く，自分をいじめてくる相手は実際以上に大きく見えるもの
だが，実態としては全くたいした人間ではない。黙って我慢していると相
手は面白がって，ますますいじめをエスカレートさせる。いじめる人間
は自分の負のストレス発散が目的なので，いじめる理由などはどうでも
よい。一方，いじめを受ける側は無力感が高まり，次第に抑うつ的な状
態へと陥り，「今ここ」しか考えられなくなって自分の殻に閉じこもって
いく。相手の卑怯な行為に対してではなく，まるで自分のほうが悪いかの
ような妙な錯覚に陥っていく。筆者のように先生には直接言えないとして
も，仲のよい友達を通じて誰か大人に伝えなければならない。「一寸の虫
にも五分の魂」があることを，反撃して相手に見せつけない限り，いじめ
は簡単には終わらない。勇気を出して友達に打ち明け，大人の介入を頼む
ことが一番の解決への近道である。

　大学生の時，筆者は背の低い小柄な中学生の男の子の家庭教師をしたこ
とがある。坊主頭でクリクリした可愛らしい男の子である。見た目ではい
じめを受けやすそうなタイプの気もしたが，彼がいじめを受けることなど
全くなかった。なぜなら彼は，その学年の部で少林寺拳法日本一に輝いて
いたからだ。反撃を受けて逆襲される可能性を感じれば，いじめる側はそ
のリスクゆえにいじめをしなくなる。小さなマウスにはできなくても，話
す能力がある人間の子どもなら必ず誰かにそれを伝えることができるし，
そうしなければならない。孤立無援で自分の置かれている外部環境を変え
ることができなければ，人は逆に自分の内部の状態を変えるしか方法がな

くなってくる。人間において生存適応のこの仕組みが，うつ病をはじめとした複数の精神疾患の発症に関わってくると筆者は考えている。解離性障害などはその代表であろう。その時点での選択でその後の人生が大きく変わることを忘れてはならない。

　いじめを受けて自死が頭にちらつく人がいれば，イスラエル初の女性首相であるゴルダ・メイアの2つの言葉を贈ろう。

　「私は同情されながら死ぬよりも，世界を敵に回してでも生き延びるほうを選びます」「待っているだけで向こうからやってきてくれるものなど，人生にはありません。心の中で思っているだけでは足りないのです。障害を乗り越えて戦う力を持たなければいけません」

　平和ボケした井の中の蛙は大海を知らず，自分が安全な立場にいると思い込み，いじめに勤しむ。誠に哀れな姿である。いじめを受けて悩んでいる君たちが見ている目の前の世界，それが世界のすべてではない。君たちがまだ見ぬ世界はもっともっと広い。まだ出会わぬ未来の友もきっと世界のどこかにいるだろう。そんな愚鈍な蛙たちに決して負けてはならない。

　話が脱線してきたので元に戻そう。慢性ストレスが脳内のミクログリアを介して炎症反応を助長し，その結果としてドパミンの放出を抑えてマウスの行動変容を引き起こす。トキソプラズマもハリガネムシも真っ青になるような，ミクログリアの驚くべき仕組みとは思わないだろうか。ドパミン放出の低下で内側前頭前野の樹状突起が退縮して，内側前頭前野の機能が低下する。

　ここでさらに第二弾の驚くべきことが続く。どうやら「慢性ストレスは内側前頭前野のミクログリアを強く選択的に活性化させる」らしい。選択的に，とは「側坐核などに比較して」との意味である。本来ミクログリアは神経細胞の正常な機能の維持という重要な役割を果たしているが，慢性ストレスのシグナルはミクログリアの免疫反応（傷害関連分子パターン）を引き起こし，ミクログリアを活性化させてサイトカインを周囲に放出させて炎症を引き起こす。それが内側前頭前野を中心舞台として引き起こされるなら同部位の萎縮や機能低下へとつながり，うつ病の発症と持続に大

きく関わってもおかしくない（内側前頭前野のどの細胞がダメージ関連分子を作るかは不明である。BBB［血液脳関門］破綻による侵入フィブリノーゲンなどか？）。内側前頭前野の機能低下により扁桃体を抑える力が弱まり，扁桃体は過活動に陥ってうつ病の病態が形成されていく。先ほどの内側前頭前野でのドパミン低下による樹状突起の退縮とミクログリアの免疫暴走が組み合わされればさらにうつ病を引き起こしやすくなることが容易に想像できる（ダブルアクションでうつを発症？）。

　内側前頭前野で起こった炎症反応は燎原の火のごとく広がり，もちろん海馬周辺のミクログリアも活性化して海馬にもダメージを与えるであろう。内側前頭前野の機能低下で予想される直接の症状は，意欲の低下と他者の心の推論が困難になることである。他者の心が読めなくなることは，周囲への猜疑心を芽生えさせ，周囲を恐ろしい存在であると捉えさせる。その結果，自分の殻に閉じこもる傾向が強くなる。意欲の低下が加わればその傾向にさらに拍車がかかる。このあたりは疾病行動を思わせ，細菌やウイルス感染に対する行動変容を受け継いでいる気がする。内側前頭前野の機能低下は扁桃体の過活動へとつながり，うつ病の病態が完成する。

　ドパミンの放出低下とミクログリアの暴走，このダブルアクションがうつ病を引き起こすとの仮定に立てばダブルアクションの双方に作用する治療法が望ましい。何が言いたいかは，もうおわかりであろう。rTMS治療でドパミン放出が増加することはすでに学んだ。さらにrTMS治療は，今まで正常な流れが途絶えていた暴走中のミクログリア周囲の神経細胞にスムーズな電気信号の流れを再現する。これは周囲の環境の変化を察知して免疫暴走に勤しんでいるミクログリアに，「ミクログリアたちよ，鎮まりなさい。あなたたちの住む環境は元に戻りましたよ。もう大丈夫です。安心しなさい」との新たなシグナルを伝えて暴走を終わらせることにつながる。暴れて神経破壊を行っているミクログリアを，従来の神経保護作用に従事している優しいミクログリアに改心させるのだ。本当に「風の谷のナウシカ」の世界である。宮崎駿監督の世界観が体現されている気がするほどの美しさである。古代ギリシャの医聖，ヒポクラテスが「医療はアート

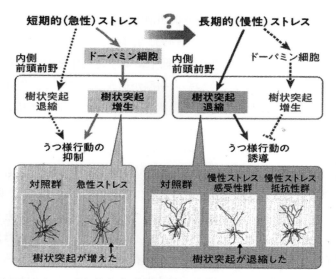

マウスにストレスを与えた時の神経細胞の変化（『「心の病」の脳科学』より引用）
内側前頭前野にある神経細胞を観察。急性ストレスでは樹状突起が増たのに対し，慢性ストレスでは樹状突起が退縮していた。この違いがうつ様行動を誘導しているのかもしれない。対照群はストレスを与えていないマウス（Shinohara R. et al., *Mol Psychiatry.*, 2018, Tanaka K. et al., *J Neurosci.*, 2012 をもとに作成）。

である」と述べたらしいが，この医療行為はまさにそれに該当しそうな事象ではなかろうか。

なお，動物実験において，過酷な慢性ストレスで生じた前頭皮質の樹状突起の大幅な消失がケタミン投与により短時間で回復，それに

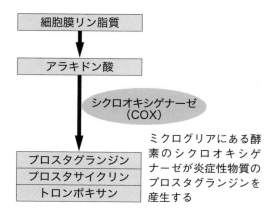

ミクログリアにある酵素のシクロオキシゲナーゼが炎症性物質のプロスタグランジンを産生する

伴い動物の抑うつ的行動も短時間で回復したとの Moda-Sava らの報告がある。ケタミンは開発中の新規抗うつ薬であり，従来の抗うつ薬よりも短期間で効果を発揮すると言われているが，この U さんの rTMS 治療の短期

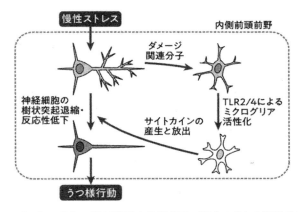

慢性ストレスによってうつ病が発症する仕組み（『「心の病」の脳科学』より引用）
慢性ストレスを受けると内側前頭前野でダメージ関連分子が発生し，それを TLR がキャッチ
することでミクログリアが活性化する。これで脳内炎症が起きて樹状突起に退縮が起こり，う
つ様が発症するという仮説が考えられる（Nie X. et al., *Neuron*, 2018 をもとに作成）。

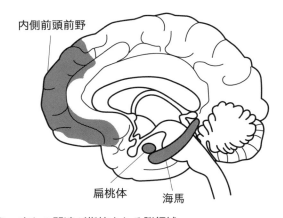

うつ病との関連が指摘される脳領域
内脳の断面図。うつ病患者では，海馬と内側前頭前野の体積が縮小し
ているという報告がある。内側前頭前野は，扁桃体を制御している。

間での効果発現と共通する部分が感じられる。非常に興味深い話であるが，
これ以上の論評は控えることにする。

　慢性ストレスによるうつ病とミクログリアによる炎症の話をしてきた
が，症例のＵさんにそれが当てはまるといえるのだろうか。目に見えない

Uさんの白血球数，CRP，血中コルチゾール値の変化を示す

	入院前	rTMS 15 回終了時
白血球数	9700/μL	6400/μL
CRP	0.42mg/dl	0.23mg/dl
血中コルチゾール	19.2μg/dL（4.5～21.1）	11.3μg/dL（4.5～21.1）

事象の話で，かつ脳内で起こっていることなのでもちろん確かなことは断言できないが，その可能性を支持するデータを上の表に示す。

　CRPはサイトカイン反応性タンパク質で肝臓や脂肪細胞から血中に分泌され，炎症レベルを間接的に反映する。正常範囲は0.3mg/dl以下であるが，rTMS治療前のUさんの場合は軽い炎症などが検討される範囲（0.4～0.9mg/dl）の数値であった。白血球数も10,000/μLに迫る数値まで増加しており，何らかの炎症性疾患の存在が疑われた。その両者はrTMS治療15回終了時には正常になっている。体内の炎症が脳内の炎症へと発展する可能性があるのと同様に，脳内の炎症が（おそらく迷走神経を介して）体内の血中炎症指数に影響を及ぼす可能性がある。CRP値と白血球数の低下は体内の炎症の治まりを反映していると考えるのが従来では妥当であったが，今後は脳内の炎症に目を向ける必要性が出てくると思われる。

　血中コルチゾールは治療前では正常域上限で治療後には低下している。日内での変動の幅を考慮しなければならないが，これも慢性ストレス状態からの回復を示唆しているのであろう。Uさんの場合は先に提唱したうつ病の2つの要因が組み合わさった病態と考えられる。もちろん血液検査だけでは炎症が起こっていた部位の同定はできず，炎症とうつ病を直接結びつけることはできない。ひとつの参考データとして提示した次第である。

　慢性炎症を伴いやすいうつ病のタイプとして高齢，肥満，糖尿病などの身体合併症の存在，運動不足，幼少期の虐待経験などが報告されている。Uさんの場合，申し訳ないが肥満体型であることは否めない。食事内容の吟味，運動習慣の確立などの生活改善をお勧めした。

　実はUさんの行動面の中にたいへん興味深い行動パターンが存在する。

Uさんは退院した翌日にフルタイムでの復職を果たされ，今では嘔気も全くなく，毎日元気に職場のドアを開けて仕事を続けられている。しかし治療前には「会社の駐車場」，「会社のドアの前」と「強い嘔気」の条件反射が構成されていたと考えられる。条件反射とはパブロフの犬の話が有名であろう。犬にベルを鳴らしてえさを与えると，やがてベルを鳴らしただけで犬が唾液を流すようになる，というあの話である。特定の場所，空間で起こる状況性の条件づけのことを文脈依存性の条件づけと呼ぶ。空間的，場所的情報を処理する海馬と扁桃体基底核がその仕組みに関わっていると指摘されている。

　筆者自身の経験で言えば，昔から何かの試験日の朝に自宅で嘔気を伴って激しく咳き込むことがよくあった。多少の不安と緊張感を感じながらのことではあったが，実際に試験に臨む時間帯には全く咳き込むことはなかった。「試験を受ける数時間前の自宅」と「数時間後に予定されている試験」との条件づけが存在していたのであろう。幸い今では試験を受けることは滅多になく，こういう現象も影を潜めている。ただし急性肝炎で激しい炎症状態になった時は不安感に付随して持続的な嘔気が現れたので，もしかするとこの条件づけが密かに復活していた可能性はある。肝機能の改善とともに嘔気は次第に消えていった。

　文脈依存性の条件づけは，海馬からの情報が扁桃体の基底核に送られ，情報を受けた扁桃体が中心核から脳幹へ出力することで身体反応を引き起こすと考えられている。SSRIの抗不安，抗うつ作用の一端はこの基底核，中心核でのセロトニン増強を介した脳幹への出力抑制機序であるが，SSRI自体の副作用として嘔気の問題があり，十分量のSSRI投与はこの方では困難だったかもしれない。また，SSRIの作用だけでは恐怖条件づけの解除が不十分なケースが多い。最終的な恐怖条件づけ消去には内側前頭前野の活動が必要である（LeDoux, J. E.）。

　この患者さんの場合は，抗うつ薬治療では及ばなかったネガティブな条件づけの消去効果をrTMS治療から得ることができた。その一番大きな要因は，短期間での内側前頭前野の機能回復であろうと推定する。そして，

わずか3週間で完全寛解，完全復職に至ったと考えられる。

　内側前頭前野から扁桃体へのグルタミン酸出力は，磁気刺激による前頭葉皮質間での直接の影響，そして磁気刺激による脳幹からのドパミン放出の増加とミクログリア活性の低下による間接的な影響によって強化される。内側前頭前野から扁桃体へのグルタミン酸入力は，扁桃体内の抑制性介在神経の作用を強める。一方で海馬からの状況依存性の入力刺激は扁桃体からの出力を促進しようとする。極端に要約すると前者が後者に勝れば恐怖，不安反応は現れず，逆に後者が前者に勝れば恐怖，不安反応が出現するシーソー状態である。内側前頭前野と海馬からの入力が同時に起こり，常に内側前頭前野側が勝ち続けると扁桃体内での神経回路に可塑性変化が起こり，恐怖反応は起こりにくくなって最終的にその反応が「消去」される。抗うつ薬では治療が及ばなかったネガティブな条件づけの減弱という効果をrTMS治療から得て，わずか3週間で完全寛解，完全復職に至ったと考察する。

　結論として「この症例でのrTMSの作用ストーリー」は，以下の形ではないだろうか。
①磁気刺激で背外側前頭前野の皮質錐体細胞が直接刺激される。
②皮質–脳幹グルタミン酸神経のシグナルが増強され，瞬時に中脳腹側被蓋野からのドパミン放出が高まり，治療数日で内側前頭前野の機能を大幅に回復させる（活性化ミクログリアの静穏化を促して炎症を鎮め，神経保護作用を高める？）。
③回復した内側前頭前野が過度に働いている扁桃体の機能を下げ，従来の抗うつ薬では治療困難であった文脈依存性の恐怖，不安までも減退させる。想像だけでも条件づけが発動すれば自宅にいても体は動かなくなるであろう。それがなくなれば不安が薄れ，体を動かせる。そして，新たな実体験が過去の負のイメージを払拭していく。また，否定的なエピソードの想起が減り，自己評価が次第に肯定的へと切り替わっていく。

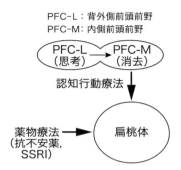

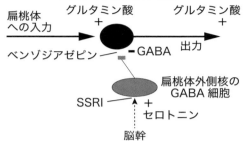

PFC-L：背外側前頭前野
PFC-M：内側前頭前野

PFC-L（思考）→ PFC-M（消去）

認知行動療法

薬物療法（抗不安薬, SSRI）→ 扁桃体

３種類の治療法による扁桃体への作用

扁桃体外側核興奮性細胞

扁桃体への入力 → グルタミン酸 ＋ ● グルタミン酸 ＋ 出力

ベンゾジアゼピン → - GABA

扁桃体外側核のGABA細胞

SSRI → ＋ セロトニン

脳幹

抗不安薬とSSRIが扁桃体への刺激入力を抑える仕組み。ベンゾジアゼピン系の抗不安薬は直接GABAに働いて入力信号を弱めるが，SSRIはセロトニンを増加させて間接的にGABAに働く

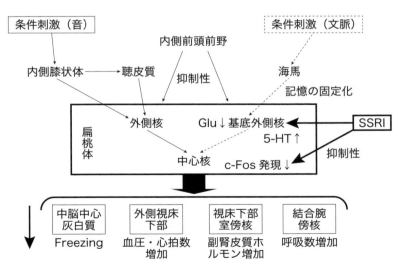

恐怖条件づけモデル（Jpn J Psychosom Med 49：291-297, 2009）
SSRIで増したセロトニン（5-HT）が扁桃体基底外側核の活動を抑制し，グルタミン酸の入力を抑制する。結果的に扁桃体からの出力も抑制される。Glu：グルタミン酸

④最終的に皮質での長期増強作用も加わり，前頭葉全体の回路機能が大幅に回復，うつ状態からの脱却が図られる（計算能力の自覚的改善は15回終了時であった）。

抗うつ薬と認知行動療法，rTMSの治療上の役割

　詳細な部分を省いて大胆に言えば，抗うつ薬は扁桃体の活動を鎮め，認知行動療法（CBT）は前頭前野の活動を高めると考えられている。認知行動療法の脳回路上の作用原理も，内側前頭前野を通じて扁桃体の過活動を抑えていくことに主眼が置かれている。rTMS治療と認知行動療法とは作用機序において類似性が高く，薬物療法はそれらとは別の機序で働く。抗うつ薬が無効のケースで，CBTやrTMS治療の有効例があるのも作用機序の違いを考えれば十分に頷けることである。

ま　と　め

　慢性ストレスに起因するうつ病の発症と治療について見てきた。悪玉に変貌したミクログリアのその他の所業を付け加えると海馬での神経新生の抑制，HPA（視床下部−下垂体−副腎）軸の活性化が挙げられる。また，炎症性サイトカインはセロトニン合成の材料となるトリプトファンをキヌレニンに分解する酵素を活性化させる。そうなると，結果的にセロトニンが減ってキヌレニンが増える。セロトニンの減少は，抗うつ薬の「セロトニントランスポーター阻害作用でシナプスにあるセロトニンを増やす働き」によってある程度はカバーできる。これが炎症由来のうつ病にも抗うつ薬の効果が見られる一因であろう。一方，増えたキヌレニンはさらにキノリン酸と呼ばれる神経細胞に毒性がある物質へと代謝される。キノリン酸の増加とセロトニンの低下は衝動性の亢進を引き起こし，自殺行動へと結びつく場合もある。

　これらの事象を踏まえながら，慢性ストレスによるうつ病治療の流れを考えてみる。治療の枠組みとしては抗うつ薬の服用を続けながらrTMS治

療を行って内側前頭前野の機能を改善させ，それと並行しながらあるいは
その後に認知行動療法に取り組むことが望ましいと感じられる。ここで注
意しなければならないのは，負の条件づけの消去反応の仕組みである。こ
れは「消す」というより「抑え込む」という反応であるため，ストレス因
が強まれば再び復活してくることが十分に考えられる。rTMS治療を受け
てうつ病が寛解し，自分の頭と体が十分に動くようになれば自分の周囲の
環境調整に動いてほしい。環境からのストレス因を減らすことが，今後長
期にわたり安定した状態を保つポイントになりそうである。せっかく寛解
状態になっても，うつ病を引き起こしたレベルの環境ストレス因が元のま
までは再発リスクは当然高くなる。抗うつ薬の服用を継続しながら自分に
できることには取り組まれたほうがよさそうである。

　様々なストレス因子によってうつ病が引き起こされるが，人にはレジリ
エンスと呼ばれるうつ病に陥りそうな時の抵抗力，うつ病から立ち直る回
復力が備わっている。人によって，このレジリエンスの強さは異なる。自
分による分析だけでなく，周囲の人から当人の状況を見た上での助言をも
らい，それらを参考にしながら変えられる環境の部分があればよい方向で
変えていくのが望ましい。うつ病は時間リズムの障害の面も強いので，よ
く言われる規則正しい日常生活を心がけることは，再発予防の点からも重
要である。

　同じようなストレス因を受けても，うつ病に陥らない人もいる。その人
たちに比べて自分のレジリエンスはそれほど高くない，との自覚を持って
今後の生活を送っていくのがベストである。寛解を経てその後に再発する
かどうかは生活面の部分が大きいと思う。筆者のように身体からの強い炎
症がうつ状態を引き起こしていれば，同じレベルの炎症を起こさない生活
をするとの目標が自然にできるが，軽度持続炎症を背景にした慢性ストレ
スの場合は，そもそも何が悪かったのかを自覚することが難しいであろ
う。元気になった時点で過去のうつ病エピソードの背景を洗い出し，専門
医療機関の関係者とはもちろんのこと，家族，友人，同僚などを交えて多
角的な分析をして十分な対策を練ってもらいたい。

コラム⑧　体内マクロファージと脳内ミクログリア

　コロナウイルスのパンデミックにより，抗原と抗体を中心とした免疫反応の理解は世の中に広まった。ワクチン療法とは，ウイルスを構成する何らかの物質，人間にとっての異物を体内に入れてその抗体を作らせ，実際にウイルスが体内に侵入した時にあらかじめ備えるものである。免疫反応といえばこのイメージが強いが，これは獲得免疫と呼ばれるもので，その他に自然免疫と呼ばれる仕組みがある。

　無脊椎動物は自然免疫系のみを持ち，脊椎動物になって自然免疫系と獲得免疫系の両者を持つようになる。人間において自然免疫系の主役は白血球であり，その中でも末梢で活躍するマクロファージが中心となる。マクロファージは，体に入ってきた異物や壊れた自己の細胞から漏れ出た成分を認識して食べる働きがある。また，サイトカインという物質を放出して仲間のマクロファージを集めたり，サイトカインで周囲の異物を攻撃して排除する。胎児の早い時期にこのマクロファージの仲間が脳へと入り込み，そこに終生留まることが判明した。それがミクログリアである。

　ミクログリアは，普段は神経細胞の保守点検のような役割を持ち，傷ついた場所があれば神経栄養因子を放出するなど，神経の保護作用を担っている。普段はおとなしい善玉ミクログリアであるが，異物を認識したり，外部からサイトカインの刺激を受けて活性型に変わると，その

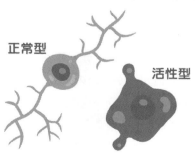

正常型

活性型

性格が豹変する。今まで保護してきたはずの神経細胞のシナプスを食べる，周囲に炎症性サイトカインを無差別にまき散らして神経細胞間のつながりにダメージを与えるなど，頼もしい守護神から秩序を乱す悪玉の反逆者へと変貌する。脳の血管内部には，脳血液関門（BBB）と呼ばれる強固なバリア機構が張り巡らされているので，脳は体内の免疫の影響を受けないと長く信じられてきた。ところが，慢性的なストレスが加わるとBBBの機能が低下してマクロファージが脳内に侵入したり，体内由来のサイトカインが脳内のミクログリアに直接刺激を与えることが最近わかってきた。すなわち体内の炎症は脳内に及ぶことがあり，さらにその逆もあるようだ。

　長い間，人間にとっての最大の急性ストレスは狩猟や部族間の争いの中で戦うか，逃げるかの選択であった。どちらの場合も結果として自身が傷つき，感染症にかかるリスクが高い。そのために交感神経が活性化して免疫応答は増大する。危機が過ぎ去れば副交感神経優位へと切り替わり，穏やかな気持ちになって免疫応答も低下する。常に他者と何らかの形でつながっていないと不安になる現代，免疫応答は持続的にハイレベルとなる。本来なら問題にならない程度の人間関係，環境要因にも免疫が過剰に反応してしまう。感染症によって脳内ミクログリアを介してうつ状態が引き起こされ，集団から離れて引きこもり，回復のために安静を保つ行動（疾病行動）は合目的であったが，今は感染症とは無関係にうつ状態が引き起こされてしまう。近年，うつ病罹患者が爆発的に増えているのもうなずける話である。

　活性化したミクログリアは代謝酵素の活性を変化させ，セロトニンの合成を減らす。多くの抗うつ薬にセロトニンを増やす作用があるが，これも薬理学的には符合する。暴走したミクログリアは，活動性の低い神経細胞のシナプスを食べまくる。特に海馬の神経細胞に影響が及ぶと，事態は深刻になる。「rTMSは低活動の神経回路に電気信号を送ることでミクログリアの活性を抑える」。このような考え方も提唱されているが，どうであろうか。

コラム⑨   トキソプラズマとミクログリア，そしてナウシカ

　脳の中の免疫細胞であるミクログリアがうつ病を引き起こしているなどと聞いても，にわかに信じがたいと思う人が多そうである。筆者も当初はそう感じたが，自然界（特に寄生虫の世界）では類似した例が存在するので，それを紹介してみる。トキソプラズマという原虫はネコを最終の宿主とするが，人間やネズミにも感染する。トキソプラズマに感染したネズミはネコを怖がらなくなり，逆にネコに自分から近づいていく。どうやら感染したネズミは，ネコの尿の臭いに惹きつけられる性質に変えられてしまうらしい。ネズミがネコに食べられると，トキソプラズマは無事に最終宿主へと乗り移ることができる。

　人間に感染すれば，樹状細胞というヒトの免疫細胞をハッキングしてGABAを産生させる。脳内のGABA量が攪乱すると，グルタミン酸など興奮性の神経伝達物質とのバランスが崩れ，精神障害や行動異常へとつながるようである。トキソプラズマに感染すると，男性は危険行為や反社会的行為，女性の場合は性的奔放さが目立つようになるとの報告もある。驚くべき，かつ恐ろしい内容に満ちた話である。

　ネズミがトキソプラズマに感染しても，トキソプラズマ自身は「よし，こいつをネコに食べさせてやろう」などとは思っていないだろう。遺伝的に規定されたプログラムに基づいて，事が粛々と運ばれていく。人間に感染して「こいつをダメな人間にしてやろう」などともトキソプラズマは思っていないはずである。人間をネズミ好きに変えればネズミの数が増えてトキソプラズマにも利点がありそうだが，そうはならない。トキソプラズマが人間の免疫細胞を通じて行動や性格を変化できるのであれば，同じ免疫細胞仲間であるミクログリアがうつ病を引き起こしても不思議ではなくなってくる。

　炎症で刺激されたミクログリアも，遺伝的にプログラムされた行動をとっているだけであろう。ミクログリアは使われる頻度の少ないシナプ

スの刈り込みをするのが，本来の仕事の１つである。すでに枯れかけている枝であれば，それを取り除いたほうが元気な枝にも都合がよいということになる。ミクログリアの暴走は使用頻度の高いシナプスまで貪食させ，神経回路を混乱させる。また，海馬で新しく生まれた新生ニューロンを生まれた傍から次々に破壊していく。そのために神経回路の修復がうまく働かなくなる。

　うつからの回復とは，壊れた神経細胞を海馬の歯状回で新しく作られた新生ニューロンに置き換えて修復していく過程ではないだろうか。抗うつ薬の作用機序として神経栄養因子の産生増加を挙げたが，これも機能不全になった神経回路の修復に使われる。神経回路の修復という点で共通の作用メカニズムにつながる。

　ミクログリアは脳内環境の影響も受けるであろう。神経細胞の電気信号がスムーズに流れる環境は，ミクログリアにとっても心地よい環境だと思う。rTMSにより脳内全体の電気信号の流れが次第に円滑となり，ストレスの少ない環境を実現できれば怒れるミクログリアの暴走は自然と抑えられる。炎症により暴君と化して神経細胞を傷つけるようになったミクログリアを従来の神経保護作用に努める忠臣に戻すことは，うつからの回復の大きな力になるであろう。

　まるで，「風の谷のナウシカ」の王蟲や腐海のような話になってきた。「その者青き衣をまといて金色の野に降り立つべし」。青き衣が電気信号，金色の野が神経細胞ネットワークとすれば，rTMSは天才・宮崎駿監督の世界観を生み出す脳活動というのは小生の拙い妄想であろうか。

13. パニック障害を伴ううつ病のケース

　次は，パニック障害を併発したうつ病の女性のケースを見てみたいと思う。パニック障害とは明確な原因や理由がはっきりしないにもかかわらず，急に胸が苦しくなったり，呼吸が早くなる過呼吸を起こし，息ができなくなって，このままでは死んでしまうのではないかと感じさせる病気である。以前は不安神経症とも呼ばれていた。発作が突然起こって死んでしまいそうな感じになるので，本人も周囲も心臓の発作ではないかと疑い，救急車を呼んで救急病院に駆け込むケースも多い。発作のピークは10分以内なので，病院に着いて救急車から降りる時点では発作がほぼ治まっていて「……」の感じになることもあり，患者さんも病院側も何とも言えない変な空気になってしまう。

　アレルギー性鼻炎の症状がある筆者の場合，夜中の睡眠中に鼻が詰まって息ができなくなって起き上がり，その一方で強い眠気を感じる体験がたまにある。そのような状態になると身の置きどころがなくなって，家の廊下をうろうろと歩きだす。それがしばらく続くと，「死にたい」という気持ちが急に起こることもある。もちろん実際に行動に移したりはしないが，本当に突然そういう気持ちが芽生えてくる。鼻が詰まっていても普通に覚醒していれば口で息をしたり，自分で鼻を広げたりして何とか呼吸を維持できるので，そんな気持ちにはならないであろう。ところが強い眠気のある半覚醒状態に息が詰まる状態が重なると，「死にたくなる」ほどの苦しさを感じさせる。眠りに落ちようとするベクトルと，息ができないために覚醒へと向かうベクトルは互いに逆方向である。生理的に相反する強烈な力は，個体の自己信念的レーゾンデートル（存在理由）をぐらつかせる。呼吸をしたくてもそれを自分の力でできなくなった場合，自己コント

ロール感を失った時の苦しさには無力感と絶望感が伴う。パニック発作の過呼吸とは，まさにそのような感じであろう。そして発作がいつ起こるかわからないことが，さらなる不安と恐怖心を植えつける。この世で安全な場所は数少なく，その安全なはずの場所さえもオセロで敵陣の色に置き換えられるがごとく，次第に数を減らしていく。

　パニック障害の人のうつ病の併存率は50〜60％と非常に高いが，それは両者に共通の発症基盤があることを示唆している。うつ病での自殺について炎症性サイトカインによるキノリン酸の増加とセロトニンの低下が衝動性を亢進させることをすでに話した。それに加えてパニック障害の合併に気づかれず，激しいパニック発作によって誘導されてしまう突然の自死というケースもあるのではないか。誰にもその予兆がわからず，遺書も残さず，首を……という場合は特に。呼吸ができなくて苦しい喉を自分の手で押さえる延長での突発的な行為が目に浮かんでくる。そこに計画性などは全くなかったであろう。そして謎の死として取り上げられる。世間の人たちは自分たちが納得できる合理的な理由探しを試みるが，この考えが正しければパニック発作の現場に実際に居合わせていたことがない限り，どのように考えても原因をつきとめるのは難しいであろう。

　周囲の人間にはなぜそういう症状が起こるのかという点で，なかなか理解しにくい病気ではあるが，このように捉えると，パニック障害は放置できない重篤な病態である。うつ病治療を行いながらパニック障害の治療にもつながった具体的な症例を見ながらいろいろと考えてみよう。

■ 症例 4
パニック障害を伴う，うつ病のケース　50代の女性

　Ｖさんは外国の出身であるが，日本の大学の医学部に留学した後，日本に住んでいる。日本人の男性と結婚し，夫婦で生活している。外国の大学の医学部を卒業しているが，日本ではそのまま医師として働くことはできないため，通訳や翻訳の仕事をし，貿易関係の自営業も営んでいる。

　20年以上前，外国から日本に留学した頃より病歴が始まる。時々めまい

を感じたり，心臓の早い拍動を感じるようになった。在籍していた医学部の循環器内科でいろいろな検査を受けるが，はっきりした原因は不明であった。その後，その県にある心療内科クリニックを受診してパニック障害とうつ病を併発していると診断される。

　結婚後はA県B市に転居した。B市ではC病院に3ヵ月に1度の割合で通院し，抗不安薬のエチゾラム（0.5mg）を処方された。過呼吸や胸が苦しくなる発作が起こりそうに感じた場合は，エチゾラムを何錠も1度に服用することにした。新幹線や飛行機には不安が強くて乗ることができない。夜，恐怖を感じて朝まで眠れないこともある。心悸亢進や過呼吸発作により救急車で救急病院に運ばれることが何度もあった。普段はその救急病院の近くに住んでいるので，発作が起こりそうな時は自分でそこに行くようにしているらしい。それを含めるとかなり頻繁に救急病院に行っていることになる。我々の病院に来て自身の病歴を申告されている途中で脱力感と疲労を訴え，しばらく休憩する。「今の苦しい状態から脱したい」との切実な気持ちでrTMS治療を希望して，X年7月に来院し，入院となる。

　　　Vさんは外国出身の方であるが，現在は日本国籍を取得されている。自国の大学医学部出身であり，日本の大学の医学部に留学経験もある。その経歴からして頭脳明晰で優秀な方だということがわかる。

　日本に来てからパニック障害を発症するが，何が原因でそうなったかわからないと言う。「私の国の男性はみんな優しいよ。日本の男はダメね」と言うのが口癖で，ぐうたらダメ男の見本のような筆者には耳が痛い言葉であった。A県B市には有名な中央公園（英語で言えば「セントラル・パーク」になるか？）があり，日課の散歩としてその周辺を歩いているが，調子の悪い時にはその散歩中にもパニック発作が起こり，中央公園のそばにあるD病院の救急外来に駆け込むことが日常茶飯事となっていた。

　パニック障害の症状は，大きく分けて3つある。1つめは動悸や過呼吸による呼吸困難など強い不安の発作である「パニック発作」，2つめは発作がまた起こるのではないかと怖れる「予期不安」，3つめは発作が起きた時に逃れられな

いのではないかと怖れて発作の起きそうな場所や状況を意図的に回避しようとする「広場恐怖」である。

　パニック発作はパニック障害以外の病気でも起こり得る。高所恐怖症では高いところに上がると足がすくんでパニック発作が起こり，閉所恐怖症では狭い空間に閉じ込められると同じようにパニック発作が起こる。すなわち，状況依存性に起こるパニック発作である。

　一方でパニック障害の場合は，状況とは関係なく突然予期しない形でパニック発作が起こる点に特徴がある。Ｖさんは何気なく近所の公園を散歩している時にもパニック発作が起こっている。もちろん，他の場所でも突然パニック発作が起こる。近所の公園であれば，救急で診てもらえる病院がすぐ近くにある。その安心感があるため，出かけられる行動範囲が非常に制限されているのである。外国から日本に留学した行動力の面影は，もはや感じられない状態である。新幹線や飛行機などの乗り物に乗れなくなっている点は，広場恐怖に該当する。新幹線も飛行機も自分の希望を汲んで途中で止まって自分を降ろしてくれたりはしない。自分のコントロールが効かない空間は恐怖の対象となる。かろうじて夫が運転する自動車は，優しい旦那様が自分の要望に応えてくれるので，自身のコントロール感を少しでも感じられ，近距離なら何とか大丈夫とのことであった。来院時のＶさんの悲痛な叫びを取り上げてみる。

　「私はうつよりパニックが強い。パニックが起こった場所へは行けなくなる。映画館，飛行機などはもう無理。パニックが起こったお店には行けなくなるので，外食の店も限定される。近くの山に散歩に行って，空が森の木に覆われている素敵な景色の場所でさえパニック発作が起こった。最近はほとんど外出することができない。普通の生活がしたい。今はそれができないことが一番つらい。大人になって振り返ってみると，病気になったのは大人になってからではなかった。子どものころから過剰に心配性であった。学校にいる間もママが死んでしまわないかと，とても心配していた。ママが寝ている時は，ママの心臓の音を何度も確認していた。私は敏感で不安がとても強い」

「これまでよい医者に出会えなかった。医者なら患者さんのことを思ってダメなことははっきり言うべきなのに，私の主治医は私の希望通りの薬を出してくれる。私はまともな治療を受けずにここまで来てしまった。私は，"私の人生はこんなはずではなかった"と思っている。パニックによる行動制限がなければもっと楽しめたと思う。海外に住む友達にだって会いに行けたと思う。今住んでいるところに友達はいない。近くに友達がいないのは寂しいこと。夫は自分を支えてくれる。でも日本人の男性は積極的に助けてくれない。私のいた国の男性はもっと優しいよ」

「入院に至るまで気持ちは揺れ動いた。自分のことに加えて友人の死のことが重なり，もうどうすればよいかわからなくなった。やはり治療を受けることはやめておこうとも思った。でもこの1週間で家の片づけや入院の準備を自分ですることができた。この治療に希望を持ちたい」

胸が痛くなるほどVさんの悔しい気持ちが伝わってくる。くじけそうになる自分を叱咤激励しながら病院まで来てくれたことに感動を覚えた。幼少期の自分の性格傾向を分析しているが，それをどう活かすべきか答えが見つからない。自身も出身国では医師として働いていたこともあり，厳しい医師評価をしている。結局は他人の人生であるし，有効な治療なども思いつかないので，せめて本人が望む薬を出すことで一応寄り添いの姿勢を示そうとするが，真摯に向き合おうとする努力が感じられず，そこに欺瞞性を感じているようである。

筆者は，自分の力量では無理だと感じるケースに出会えば，「私には治せそうにありません」と患者さんに正直に伝えることにしている。決して「治りません」などとは言わない。そういうおこがましい断言ができるほど，自分を過大評価してはいない。自分以外の医師であれば，もっと有効な治療ができるケースも当然あろう。ただ，誰にそれができるかは全くわからない。患者さんと家族でいろいろな医療機関を当たっていただくしかない。合わない，信頼できないと感じれば他の医療機関に行くほうがよいし，医療機関側も不満や不信感を持つ方に親身な治療を継続できないだろう。ネガティブな感情を抱えたまま，ずるずると引きずることは，お互いの時間と労力を無駄にするだけである。

　今まで先輩，同僚，後輩の精神科医を長い間見てきて，万人に評価される精神科医には出会わなかった。治療の技量だけではなく，双方の心理的な動きの関係性とその変化，いわゆる相性とか力動，転移と呼ばれる面が大きく関わってくる仕事なので，人間関係の維持が難しい。筆者とVさんとの相性はともかく，「ライフチェンジ」のために新しい治療法にかけてみたいとのVさんの決意と意気込みは十分に伝わってきた。彼女にとって「ルビコン川に賽は投げられた」ので，筆者も「人生意気に感ず 功名誰かまた論ぜん」の精神にて入院治療を開始していく。

　入院時のHAMD-17の点数は26点で，うつ病は最重症のうつ病と判定された。それでも本人の自己評価では，うつよりパニックが強いとのことなので，どれだけパニック発作が強力なのかということが伝わってくる。抗うつ薬はボルチオキセチン10mg/日を服用し，睡眠導入薬としてスボレキサント20mg/日を眠前に服用しながら，rTMS治療を行う方針とする。あくまでうつ病治療が主目的であり，付随するパニック障害については"何らかの効果が及べば……"という程度の期待を持ちながらの治療である。その点は繰り返し本人に伝えた。

　結論から言えば，治療の過程はそれこそ紆余曲折を繰り返しながらの状況となった。rTMS治療の施行中は，きちんと椅子に座ったまま40分ほど体を動かさずにいることが必要である。パニック障害があれば，この程度の拘束感もその日の身体状態によっては苦しくなるようである。体調の悪い日は時間をずらしたりするなどの配慮をしながら協力して何とか継続した。病棟の部屋でも過呼吸や胸の痛みなどの発作に何度も襲われたが，それも何とか乗り切った。

　ここで，rTMS治療17回終了時の本人のコメントを紹介する。

　「狭いお風呂でシャワーを浴びてもドキドキすることが減った。睡眠も入院前に比べてだいぶよくなった。夫も電話でよくなってきたねと言ってくれる。できれば30回まで受けてみたい」

　次頁に心理検査の推移を示す。

＜検査結果＞

● HAM-D

	治療導入前	治療15回終了時	治療終了時
得点	26	13	19
うつ病の程度	『最重症』	『軽症』	『重症』

● PHQ-9

	治療導入前	治療15回終了時	治療終了時
得点	15	2	13
うつ病の程度	『中等度～重症』	『なし（正常）』	『中等症』

● 新ストループ検査 II

	治療前	15回終了時
課題1（正答数）	48	53
課題2（正答数）	39	49
課題3（正答数）	29	31
課題4（正答数）	25	25
逆ストループ（干渉率）	18.75	7.55
ストループ（干渉率）	13.79	19.35

※各課題の成績は，数値が高いほど集中力が高い／情報処理が速いことを表す
※治療終了時に関しては，ご本人の疲労感などから実施できなかったため，入院前と15回終了時の検査結果を記載

● WHOQOL26

	本人結果 【治療前】	本人結果 【15回終了時】	50代女性 平均値
身体的領域	2.00	3.29	3.56 ± 0.54
心理的領域	2.33	3.67	3.38 ± 0.60
社会的領域	3.00	4.00	3.24 ± 0.50
環境領域	2.88	3.63	3.24 ± 0.59
合計	2.46	3.58	3.35 ± 0.48

※治療終了時に関しては，ご本人の疲労感などから実施できなかったため，入院前と15回終了時の検査結果を記載

　治療開始前に比べて，rTMS治療15回終了時の心理検査では，うつ病のすべての指標で改善が見られていることがわかる。17回終了時の診察においても自覚的な改善と30回まで受けたいとの前向きな言葉が見られていたが，実は27回時点でrTMS治療は終了となった。思わぬハプニングが生じたからである。「好事魔多し」とはまさにこのことである。

　この本の最後に，筆者が勤務する鳴門シーガル病院の紹介をさせていただくが，実は病院が海のすぐそばにある。そのため，台風の接近時には防潮堤の水門を閉めることになっている。秋のある日，Ｖさんは台風接近のために水門を閉めている場面を自室の窓から目撃してしまった。広場恐怖を伴うパニック障害のＶさんは，そのシーンを見て自分が閉じ込められている感覚が急速に高まり，その日から体調が悪化してしまった。自分が身動きの取れない状態になったことを感じた結果，これ以上病院にいることが怖くなって入院継続ができなくなったのである。そのためrTMS治療は27回で終了して退院となった。15回時点で改善していた結果が治療終了時に悪化しているのはそういう事情による。予期せぬ出来事に，こちらも残念な気持ちであったが……。

　退院後は筆者の友人のクリニックに通院することが決まった。退院して１ヵ月後に電話で話したところ，「退院の時よりはだいぶよくなりました」と言われる。以前は１日に10錠ほど飲むこともあったエチゾラムも平均して１日１錠程度になり，かかりつけの薬剤師さんも非常に喜んでいるとのことであった。

　それ以来，Ｖさんの状態はわからなかったが，たまたまこの本の執筆依頼を受けた直後にＶさんからお電話をいただいた。だいたいこういうケースでは「状態が悪くなりました……」という暗い内容が多いので恐る恐る電話に出たところ，意外と明るい声が響いてきたので安心した。電話の要件は退院して１年経った時点での近況報告である。「１人で２ヵ月前に飛行機でニューヨークに行って，五番街に住む友達のマンションに１ヵ月滞在して遊んできた。セントラル・パークも楽しんできたよ」とのこと。映画「ティファニーで朝食を」でのオードリー・ヘップバーンの可憐なイメージが浮かび，そんなリッチなお友達がいたのかと驚いた，というのはもちろん冗談であるが，実際には別の点でおおい

に驚いた。「新幹線も飛行機も乗れなかったはずなのに……？」「A県B市の中央公園で発作を起こしていた人がニューヨークのセントラル・パーク（中央公園）に……？」。見事なまでの「ライフチェンジ」が起こっていることがすぐにわかり，これが感謝を伝えるための電話であったことが明らかになった。次の瞬間，「Vさん，おめでとう。よかったですね。実はrTMSについての本を書くことになって……」と本書掲載について切り出したところ，即座に快諾のお返事をいただいたことは言うまでもない。

　Vさんはニューヨークに出かける数ヵ月前から一度もパニック発作が起こっていないと言った。また，エチゾラムも今は全く飲んでいないとのことであった。筆者が紹介したクリニックへの通院は月に1度程度であり，処方内容は筆者が退院時に処方した内容と変わっていないことを確認した。この変化はrTMS治療の効果であると断言してもよさそうである。時々経験することだが，退院時より退院後に自覚的な効果が強くなるケースである。パニック障害がここまでよくなったのだから，うつ病が飛躍的によくなっていることも間違いない。

rTMS治療とパニック障害

　なぜrTMS治療が，ここまでパニック障害に効果を発揮したのか。パニック発作の広がり方に注目したい。一度パニック発作が起こった場所は予期不安が高まり，次回からそこに行きにくくなる。発作が起こった場所と発作自体に条件づけが成立したためだと考えられる。そして図に示したように，パニック発作の中心には扁桃体が大きく関わっている。扁桃体から視床下部の出力で交感神経が興奮して心臓がドキドキする。出力が傍小脳脚核に伝われば過呼吸が誘発される。脳幹の青斑核に伝われば覚醒が亢進し，心拍数と呼吸数がさらに増加する。中脳水道周囲灰白質に伝われば防御反応が起こって体を動かせなくなる。これらがパニック発作のすべてを反映するとは限らないが，中核的な役割を果たしていることは間違いない。

　以上のように，パニック障害の治療では条件づけの消去と扁桃体からの出力の抑制がカギになることは明らかである。慢性ストレスのrTMS治療

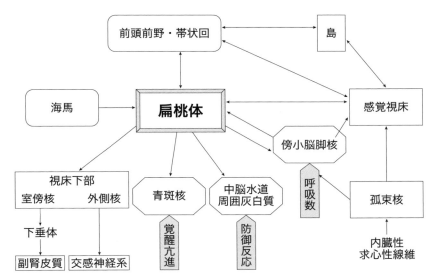

扁桃体を中心としたにパニック発作の発生機序

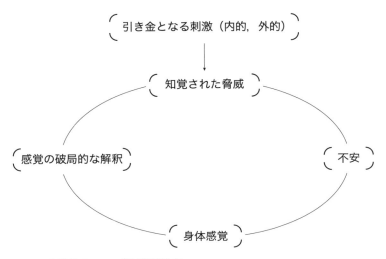

パニック発作のループ的発現機序

の章で述べたのと同じ仕組みが，ここでも働いたと考えられる。条件づけされる場所がどんどん増えて，その場所に行くと発作が起こると感じる予期不安のため，回避リストが脳内に次々と積み上げられていく。うつ病より海馬−扁桃体のつながりが強くなっていることが想定される。過剰に働く扁桃体のシグナルの出力先の部位が，うつ病とパニック障害で異なっているために両者の病態の差異が現れるのだろうか。それはよくわからない。海馬に依存しない身体状態による条件づけもパニック障害にはあるだろう。身体内部の環境の変化が閾値に達すると，不安の増大とともにパニック発作が身体症状として現れる。

　また，不安なことばかり考え続けると，内側前頭前野の扁桃体機能を抑える力が弱まり，扁桃体がパニック発作を引き起こしやすくなる。内側前頭前野から扁桃体へのシグナル増強は，rTMS治療だけでなく認知行動療法でも重視されているが，Ⅴさんの場合は認知行動療法を受けることなく，パニック発作が完全に治まっている。

　結論として，うつ病においてもパニック障害においても内側前頭野から扁桃体に向かう出力を高めることが高い治療効果を生むのであろう。神経可塑性や長期増強が複雑に入り混じっての変化が考えられる。どうやらこのルートの強化が最大の効果につながり，Ⅴさんの場合はそれにより治療効果が１年近く続いていることになる。また，予期不安がなくなったのでエチゾラムも不要になったようである。

　ここまでのことが実際に起こると，治療した側とすれば，ドラマ「ガリレオ」で帝都大学の湯川学准教授を演じる福山雅治のように「面白い，実に面白い」と言うしかない。時々真似して言っていると，職場の女性陣から多大な顰蹙を買い，冷たい視線を浴びせられる。また，「あり得ない？あり得ないなんてことはあり得ない」との湯川の決め台詞のごとく，「事実は小説より奇なり」をrTMS治療は我々に教えてくれた。そして，「現象には必ず理由がある」とも湯川は言うので，筆者もそれに倣って自分なりの見解を述べてみた。

コラム⑩　理論と理性と情動と……

　ここまで，うつ病についてできるだけ理論的な形で話をしてきた。症例の患者さんの病像に照らしても当てはまる部分が多いと感じるので，大筋では正しいと自分では思っている。ただ，専門家には様々な意見や立場があるので，異論や反論も多いはずである。動物実験での解釈と実際の患者さんでの病態の間にはブラックボックスの大きな壁があるので，「うつ病とは間違いなくこうだ！」と断言できる専門家も逆にいない。これまで述べたことは小生がrTMSを行い，目の当たりにした現象について模索しながら考えた内容がベースとなっている。"こういう風に考える精神科医もいるのか"と，単純に思ってもらえればそれでよい。「なるほど，面白いね」とrTMS治療に興味を持ってくれる同業者が増えるのは大歓迎であり，「お前の言っていることは間違っている。それを証明してやる」とこの治療に取り組む同業者が出ることも（小？）歓迎である。そして，「rTMS治療とはこのようにうつ病をよくできるのか」と同業者以外の人たちの理解が進み，少しでも認知度が向上すれば小生には望外の喜びである。何事も理論通りに運ばないのが世の常であり，だからこそ生きていて楽しいことも悲しいことも経験できる。

　人の人生は理性と情動の綱引きによって成り立っている。浅学菲才の小生も，たまに「うつ病の話をしてほしい」とのありがたいオファーをいただくことがある。話をする会場では，座長が演者の紹介をする習わしがある。目立った業績も経歴もない人物を初めて聴衆に紹介するのは座長も苦労するようで，病院のホームページの自己紹介欄に載せてある「ロマンティックな愚か者でありたい」との文言を引用され，「彼はアップル創業者のスティーブ・ジョブズに憧れて……」と紹介されたことがある。しかし実際には，ジョブズ氏よりマイクロソフト共同創業者のポール・アレン氏への憧れが強い。彼の退社後の活動歴を調べてもらえれば，その理由を何となくわかっていただけると思う。上記の言葉は，作家のジャッ

ク・ヒギンズの小説『鷲は舞い降りた』の主人公，クルト・シュタイナ中佐に対する親衛隊長官ヒムラーの批評である。

「頭がよくて，勇気があって，冷静で卓越した軍人。そしてロマンティックな愚か者だ」

落下傘部隊の隊長として輝かしい戦歴を挙げてヒトラーから会見を求められ，ベルリンへの帰還中のプラハ駅で見ず知らずのユダヤ人少女を親衛隊から助けようとした。上記のようにヒムラーから軍律違反を問われ，部下とともに孤島での懲罰任務に従事するが，秘密指令「チャーチル暗殺計画」が伝えられ，その任を部下の将来のために引き受ける。極秘裏に英国の寒村にアメリカ軍と偽って潜入し，あと一歩で作戦は成功するかに見えた時，小川に落ちて水車に巻き込まれそうになった村の少女を今度は部下が助ける。幸い少女は助かり，代わりに部下が死亡してアメリカ軍の軍服の下にドイツ軍の軍服が現れる。作戦の綻びをものともせずシュタイナは冷静に行動し，ついに任務を果たすが，予想外のどんでん返しが最後に待ち受けていた。本人も部下もとっさの情動に身を任せて行動したが，互いにそれを当然として受け入れ，招いた結果について不満を述べることなく寡黙に，沈着に新たな対処に切り替えていく。「男ならかくありたい」と憧れるのは，男女平等の今の時代にそぐわないか。しかし，いつの世にも尊い行為は存在する。他者の計算づくの理性より，共感あふれる情動に心惹かれるのがヒトのサガであろう。

> **コラム⑪**　集団の中での意味を見出す

　極端な場合は当事者を死に追いやる病気，うつ病についていろいろな角度で見てきた。進化生物学では，種にとって生存に不利な要素は遺伝的に淘汰されて消えていく。世界的に昔からどの地域でも同じような発症率の精神的な病気は，罹った個人には悲劇的でも集団には何らかの意味があるとも考えられる。意味があるから淘汰されず，遺伝的にプールされてきた。うつ病であれば疾病行動により集団への感染を広げない目的が考えられる。

　では，統合失調症はどうであろうか。昔から「天才と○人は紙一重」とよく言われるが，小生も同じように考える。集団の視点から考えれば，統合失調症とはごく一部の天才を生み出すため，進化的に残ったシステムではないか。ごく稀に天才が生み出される代わりに，その他大勢の人たちは理不尽にも統合失調症になってしまう。

　アルバート・アインシュタインの次男エドゥアルドは非常に優秀であったが，精神科医を目指していた20歳頃に統合失調症を発症した。当時，今のように有効な治療法はなく，電気けいれん療法を何度も受け続けたため，副作用で記憶力や認知機能を大きく失ったと聞く。自立した生活を送れなくなり，施設と病院で人生の大半を過ごさねばならなかった。彼がジークムント・フロイトに生涯憧れを抱き続けたという逸話は，小生の涙を誘う。集団の中で天才が生み出されるなら，他の多くの人が統合失調症に陥ったとしても，集団全体としてのメリットは大きかったのではないか。その他の人たちには理不尽すぎる話だが，そういう視点も心の片隅に置いて統合失調症の治療に当たることにしている。

　次に，双極性障害（躁うつ病）はどうであろうか。もしかすると，偉大なリーダーを生み出す利点があったのではないか。前のコラムにも出てきた英国首相ウィンストン・チャーチルは双極性障害であった。彼の力強い言葉は希望を失いかけた国民を奮い立たせ，ドイツとの戦いに劣

勢であった自国の立場を最終的に跳ね返した。その一方，マレー沖，シンガポールでの日本軍との戦いの時期にはうつ病相を思わせる言動が見られたが，これは紙面の都合で割愛する。

　人類の祖先が，アフリカ大陸の中央部から世界中に広がった歴史を思い出そう。ある集団が住みやすい場所を見つけて定住した。しかし，代を重ねるうちに環境が変化して住み続けるのが困難になってくる。何とかしなければと誰もが思っているが，何もできずに虚しく時は過ぎ去る。ある日，ある男（女かもしれない）が遠くに見えるあの山を越えて新天地を目指そうと主張する（言葉ではなく身振り手振りかもしれない）。妄想めいた内容の熱弁をふるうその人物に触発されて，集団はやっと動き始める。間に合ってよかった。もう少し遅れていれば環境の激変で全員死んでしまうところであった。そして，無謀な提案をした人物は双極性障害の躁状態であったため，熱狂的な指導力を発揮して集団を統率することができた。集団が存亡の危機に陥った時，彼（彼女）は英雄の扱いを受ける。

　しかし，平時であったならどうだろうか。群衆を惑わして扇動する反乱者や魔女のレッテルを貼られ，よくて集団からの追放，下手をすれば処刑されていた。病気になった個人に何の落ち度もないが，子孫を残して種を維持しなければならない自然の摂理により遺伝的プログラムが発動し，プログラムのわずかな違いや社会情勢によって今の世では精神疾患とみなされてしまう。これが正しければ，そこに社会的偏見が生まれる余地はなかろう。

14. 解離性障害を伴ううつ病のケース

　rTMS治療によるうつ病治療の症例を紹介してきたが，今回の2症例は文章量も最大になる。読者にお伝えしたい症例を選ぶにあたっては，やはり筆者にとって印象に残ったものが中心になるので，「うつ病＋α」の症例を選びがちになってしまう。そして，その「＋α」の部分での治療効果にどうしても目が行ってしまう。当然ながら「＋α」がそれほど感じられない方たちのうつ病の場合，効果が見られたケースではよりスムーズな経過でうつ症状が順調によくなっていく。逆に言えばこの「＋α」の存在が従来の治療法では治療抵抗性をきたし，うつ病治療を困難にしているのが現状であろう。

　今回の症例は「解離性障害を伴う，うつ病」である。その分野のよほどのエキスパートでない限り，「解離性障害」と聞いただけで腰が引ける精神科医が多いと思う。筆者も当然そのタイプである。世間で特にイメージされやすいのは，いわゆる「多重人格」と呼ばれる病態である。1つの体に複数の人格が宿っていて何かの拍子に人格切り替えのスイッチが入り，急に異性の人格になったり子どもの人格になったりと様々なパターンが存在する。通常は主人格が前面に出ているが，別の人格に切り替わった時間での出来事を主人格は覚えていないことが多いらしい。「らしい」というのは，筆者がそこまでの人には出会ったことがないからである。

　年齢が異なり，場合によっては性別さえも異なる独自の記憶を有する別の人格が存在するなど果たしてあり得るのだろうか。筆者世代の人間は，アニメ「マジンガーZ」に出てくる「あしゅら男爵」に馴染みがあるので，意外とそのような現象も素直に受け入れてしまいがちである。しかし「1つの肉体には1つの人格」という定義が正しければ，これはあり得な

いことになるであろう。「ガリレオ」の湯川准教授の決め台詞を思い出しながら少し考えてみよう。

　まず人格というのは，自伝的な記憶が必要なはずである。自伝的記憶がなくて人格なるものが存在するとはとても思えない。そうなると，海馬の記憶構造に分断化が起こっているはずである。また，急に人格が切り替わる現象には広範囲にわたっての瞬時のモードチェンジが必要なはずなので，脳幹からの神経修飾物質が関わっているであろう。覚醒状態のままで人格が変わるのであれば，レム睡眠時に脳内の賦活に使われる特殊なアセチルコリン系細胞群が関わっている可能性がある。同時に前頭葉の背外側部と内側部の機能は低下し，前頭葉眼窩部とそれに連動する扁桃体の機能は上がっているだろう。交代する人格は怒りの要素が強いようなので，こういう考え方ができる。

　話が少しずれるが，車を運転すると人格が変わると俗に言われる。車に乗り込むと，包まれて守られている安心感と，自分の簡単な操作で人の限界をはるかに超える運動能力が手に入る。よほどの初心者でなければ，緊張することなく無意識的な操作で運転が始まる。手足を動かすには前頭葉の後方にある運動野からの信号が本来必要であるが，運動がパターン化するに従い，大脳基底核による無意識的な運動操作へと移行していく。歩く時に「右足，次は左足，手は左右順番に振って……」などといちいち考えなくても歩けるのはそういう理由による。考える必要なく安心感に包まれ，万能感を得れば前頭葉の背外側部と内側部はお休みし，代わりに眼窩部と，それに連動する扁桃体の機能が活発になる。前頭葉眼窩部は「反応的攻撃」に関わっている。期待される報酬が得られなかった場合は，他のシステムに作用して怒りの感情とともに反応的攻撃を引き起こすのである。

　一方で，扁桃体は闘争，逃走のいずれかを引き起こせる話を以前にしたが，車に乗っているとその両方を順番にあるいは同時に引き起こすことになる。車を運転している時の万能感は快感へとつながり，ドパミンの放出を促す。とてもよい気分で運転していると，自分のペースを妨げるような

動きをする車に遭遇する。冷静になって後で考えれば，自分がスピードを出し過ぎているためにそう映ったのかもしれないが，そういう考えを可能にする前頭葉の部分の機能が低下しているので，その瞬間にその手の思考は生まれない。過剰に分泌されているドパミンで動きを妨げる車へのサリエンスが生じて標的としてロックオン，行く手を阻まれたことで前頭葉眼窩部から怒りを伴った反応的攻撃が出力される。そして，連動する扁桃体は闘争でも逃走でもOKのフルスロットル状態である。

　これらが組織化された場合に何が起こるか。そう，「あおり運転」の始まりである。いつもの人格とはまるで別の人格ではないかと思わせる逸脱的行動が起こってしまう。あおった延長でけんかになって事件や事故を起こして，そのまま逃走さえする。闘争と逃走モードになっているからである。そして，前頭葉機能が戻って内省が生じた時，とんでもないことをしたと初めて気づくが，もうすでに遅い。「覆水盆に返らず」，「後悔，先に立たず」である。

　以上は筆者の個人的見解であったが，あまりよい例ではなかったかもしれない。ただ，短時間の人格面での変化でも前頭葉や扁桃体，脳幹などのバランスが関わっていることを理解してもらいたい。そして，解離性同一性障害とも呼ばれる多重人格は，長期に繰り返される幼少期の虐待体験が原因であることが多い。虐待を受けている時には自分の身に起こっていることから距離を取るために，受けている当事者の意識はぼやけて何も感じにくくなる。魂のようなものが自分の体から抜け出して，抜け殻になっている自分の体を傍で見ていることもあるそうだ。見ている情景が悲惨な内容であることは言うまでもない。主人格が抜け出た体には人格の断片が残り，それが代償的に過酷な体験を直接受ける被害的当事者となる。

　このパターンを何度も繰り返しているうちに，自己の同一性と単一性が崩壊して複数の人格が生まれる素地になるとの考え方である。これは本当に正しいのか。湯川風（福山風）に言えば「さっぱりわからない」ということになる。筆者レベルの人間では正直全くわからない。ただ，自身に起こっている体験の情動的要素があまりにも大きい時，それを普通の記憶形

式として記憶できないことで解離という症状は始まるのであろうとは思う。派手で不思議な面が強い症状には他人の興味と注目が集中しやすいが，もっと目立たない症状レベルとしての解離も存在する。ここで解離について，一度整理してみたいと思う。

　まず，例によってご先祖様の時代へと遡る。700万年前に東アフリカに誕生した人類の祖先，10万年には我々の直接の祖先であるホモサピエンスが登場してユーラシア大陸，アメリカ大陸へと拡散していった。アフリカから始まり，ベーリング海峡を渡り，南米大陸の最南端までの約5万3千キロの道のりのことを「グレートジャーニー」と呼ぶが，その出発前のまだアフリカにいる時代のご先祖様であるとしよう。

　この時代，ご先祖様の前頭葉は現代人ほどにはまだ発達していない。現代人の前頭葉は，その時代に比べて爆発的な発展を遂げ，特に背外側前頭前野にその効果が著しい。この背外側前頭前野は海馬と連動し，エピソード記憶の記銘（覚えこむこと），保持（記憶をデータとして保管すること），想起（思い出すこと）に関わっている。しかし，この時代のご先祖様は前頭葉が未発達なのでエピソード記憶はないか，不十分な形であろうと思われる。

　ご先祖様の生活域では長い長い乾季が続いて水不足になったため，ご先祖様は水を求めてまだ行ったことのなかった地を彷徨い，ついに新たな水場を発見する。水場の周りには背の高い草がたくさん茂っている。のどの渇き切ったご先祖様がいざ水をすすろうと地面に膝をついた時，背後でザワザワと音がする。後ろを振り返ったその瞬間，ライオンの姿が目に飛び込んできた。ご先祖様は驚きのあまり腰が抜け，地面を這って命からがら逃げのびて何とか危機を脱出した。

　その日以来，ご先祖様は恐怖条件づけのため，どんな水場に行く時もいつもビクビクしながら用心深く行くことになる。もし，この時代のご先祖様にエピソード記憶があればどうであろうか。ライオンに襲われた水場は住居（ねぐら？）から5km離れたA水飲み場である。住居の近くにあるB水飲み場もC水飲み場も，そことは明らかに異なる場所なので安心でき

る（A水飲み場に行く時だけはライオンの出現に要注意だ！）。

　エピソード記憶があれば効率的な行動ができて，活動範囲を広げることができ，結果的に生き残っていく確率が上がる。エピソード記憶があるということは，起こった出来事について後から様々な角度で考えることができ，次回の行動内容を変化させることもできる。「A水飲み場では草の少ない場所から入っていこう！」などと思考して，次回の行動を改めるわけである。エピソード記憶がないご先祖様は，毎回ビクビクしながら同じ行動内容を繰り返してピンチの連続となり，長生きできる望みは薄い。

　ビクビクのご先祖様の記憶様式を「情動記憶」と呼び，エピソード記憶を伴った記憶様式を「情動体験記憶」と呼ぶ。進化的に考えれば「情動記憶」システムが先に備わり，その後に「情動体験記憶」システムが追加されたはずである。そしてこれも進化の鉄則であるが，古いシステムのほうが強固で安定しており，新しいシステムは何らかの不安定さと脆弱性を内包している。個体に生命危機が訪れた場合，優先的に強く働くのは「情動記憶」システムであり，「情動体験記憶」システムはそのために不十分な働きしかできなくなる。エピソード記憶の形成は阻害され，体験内容を後から十分に思い出すことが困難となり，それを教訓に行動を変えることも困難となる。

　一方で，体験の状況によっては理解できない身体的恐怖感がその後もつきまとうが，エピソード記憶が欠ければその正体や原因をつかむことができなくなり，得体のしれない不安と恐怖だけが大きくなる。このことは，PTSDの病理やこれから話すタイプの解離にも強く関わっていると考えられる。

　時に，幼い女児が男に誘拐されて何年も男の家に監禁されていたという「腸が煮えくり返る」事件が報じられる。「監視のすきを見てなぜ逃げなかったのか？」と心なき非難めいた疑問が提示されることがあるが，幼い子どもの「情動体験記憶」システムはまだ未成熟で十分に機能しない。主体的に働くのは「情動記憶」システムである。情動記憶システムでは扁桃体が要になる。すでに何度も話してきたが，扁桃体からの出力にはflight

（逃げる）もあるが，freeze（固まって動けなくなる）もある。fight（戦う）は選択肢から外れ，flight（逃げる）が選択されても一度失敗すれば以後はfreeze（固まって動けなくなる）が選択され続けることになる。不十分なエピソード記憶では自分の置かれている状況の客観的把握ができず，扁桃体からの出力で体は動けなくなってしまう。当人が生理的にそういう状態になっているなら，逃げ出すことは非常に困難であろう。「いつでも逃げ出せたはずだ」と論ずる人には，当事者の生理学視点が欠けていると感じる。筆者はこのように分析して解釈しているが，いかがであろうか。

　個体の成長過程においても，人類の進化と同じステップを辿っていくという非常に興味深い説があるが，この例はその考え方を補完する。さらに「銀河がつながる水素ガスの大規模構造の宇宙網と，ヒトの脳の神経回路網には共通の複雑性と自己組織化が認められた」と驚くべき内容がニューヨーク・タイムズで報じられた。湯川准教授でなくても「実に面白い」と思わずつぶやきそうになる。この世のすべてのものは，我々がまだ知らぬ共通の原理に従って動き続けているのかもしれない。

　壮大過ぎる話から現在の人類の病気の話へと戻そう。進化的に古いシステムが新しいシステムに不具合を生じさせ，それが一部の精神疾患の発症へとつながるのであれば，古いシステムの性質をうまく利用することで精神疾患の治療につなげられるのではないかとの発想が浮かんでくる。今回の症例を通じて，後でそのことについて述べてみたい。

　解離について，もう少しまとめてみる。多重人格とも呼ばれる解離性同一性障害については，前述のように筆者にはよくわからないことだらけであるが，このレベルの解離を三次的解離と呼ぶ。一般的に解離とは思考や感情，記憶を個人的体験としての時間軸にうまく並べることができなくなった状態と言える。自らの体験を自伝的物語として他者に語ることができなくなる。PTSDでは，圧倒的な体験により知覚情報が断片化されて記憶の前段階で保存され，その痕跡がコントロールなく活性化される。「情動記憶」システムが「情動体験記憶」システムより優位に働くことで病態

が形成される。出来事の全体像を思い出すことができない上に，断片的に嫌なシーンがさも今でもその場にいるかのような形で突然フラッシュバックしてくる。このような侵入的現象は繰り返す悪夢という形で出現することもある（これらを一次的解離と呼ぶ）。

　また，解離がさらに積み重なると自我意識に影響を与え，離人感や身体離脱感，痛覚麻痺を呈するようになることがある。極端な場合は体験している自己とそれを観察している自己とに分かれるという。ここまでくると，体験している自己は部屋のカーテンの陰から誰か（もうひとりの自分？）が見ている気配を感じたりもするそうである（これらを二次的解離と呼ぶ）。とても不思議な話であるが，これから症例としてお話しする最初の方は一次的解離と二次的解離が混合した解離状態の方である。

　話が少しそれるが，臨死体験という現象をご存じだろうか。人が生死のはざまを彷徨った後，命が助かって生還できた人が時に報告する現象である。代表的な例としてはこんな感じである。

　病院で救命措置を受けている最中に，自分の魂が体から抜け出て上空から自分の体と治療している医療スタッフを眺めている。しばらくするとどこからか聞こえる自分を呼ぶ声に導かれ，いつの間にか現れたトンネルに吸い込まれていく。トンネルを抜けると一面きれいなお花畑が広がっており，亡くなった自分の肉親や友人たちがそこに出迎えに来てくれている。自分と周りの世界は幸福感に包まれ，光り輝いて見えている。肉親や友との再会を喜んでそちらに駆け寄ろうとした時，「お前はまだここに来てはいけない。戻りなさい」と肉親や友から言われる。拒否されて残念な気持ちになった次の瞬間，救命救急室のベッド上にて意識を取り戻す。

　要約すると，このような定番ストーリーになる。筆者の少年時代には，テレビのワイドショーでこの手の体験談がよく語られていた。このような体験談は世界共通のようで，外国の病院ではこれを証明するために救命救急センターのベッドの上空の機器に秘密のサインを書いておき，運び込まれて命が助かった患者さんたちに幽体離脱の有無を尋ね，かつ秘密のサインを見たかどうかを調べた研究まである。残念ながら幽体離脱をした体験

者の中で誰一人秘密のサインを目にした者はいなかったとか。

　みなさんはこのような話についてどう考えるだろうか。宗教観，死生観とも密接に結びつくので，なかなかに難しい話である。秘密のサインを目にした人がいないのであれば，まず現実空間で何らかの実体が宙に浮かんだ事実はないのであろう。医学的な説明としては，人間が死ぬ時，苦痛を和らげるためにオピオイドという脳内麻薬が大量に脳内に放出され，それがトンネルやお花畑，肉親の幻覚を引き起こすというものである。確かにありそうな話ではあるが，世界中に散らばる別々の人たちになぜ同じような幻覚パターンが繰り返されていくのかとの疑問が残る。

　天文学者のカール・セーガンは面白い説を唱えている。「これは自分が産道を通じて生まれてきた記憶を再現しているのだ」と彼は言う。確かにトンネル，出口からこの世界に出て人に出会うことや光に包まれた開放的な空間など，メタファーが符合する部分はある。この説は多くの批判を浴びているが，筆者は一部可能性ありと考えている。

　古い記憶ほど強固で新しい記憶ほど脆弱との法則がある。アルツハイマー型認知症では最近の出来事は思い出せないが，昔のことはよく思い出せる。生命危機に陥り，記憶システムが崩壊しかけた場合，最後に残る記憶は出生前後の一番古い記憶になるのかもしれない。人は死に際して己の人生を走馬灯のように振り返るとも言われるが，これは脳内に蓄積されていたエピソード記憶システムの崩壊を反映した現象と考えれば納得できる。胎児に記憶があるのかなどの不明な点は残るが，胎児には記憶がなく，この世に生まれ落ちた瞬間から記憶システムが稼働を始めるとも考えにくい。海馬の成熟も前頭葉の成熟も未熟である胎児には，まだエピソード記憶はない。エピソード記憶は３歳前後に発達するので，多くの人は自身の赤ん坊時代のことを思い出せない。胎児にありそうなのは，手続き記憶と呼ばれる自分に意識されない記憶であろう。自分ではなぜかを説明できないけれど自転車に乗れる，鉄棒ができるなどの記憶であり，大脳基底核や小脳の関わりが指摘されている。崩壊するエピソード記憶システムに取って代わり，出生前後の手続き記憶が最後に前面に現れて視覚的なメタ

ファーとして出生時の記憶を映像中心に再現する。これなら可能性があり得そうな気もするが，読者のみなさんのご意見はいかがであろうか。ついでに付け加えると，「前世の記憶」に関して医学的な説明はもはや無理そうである。輪廻転生を核とした宗教の領域になるであろう。

　話を解離に戻そう。医学的な知見から述べると，右の頭頂葉の角回という場所を人為的に直接電気刺激した場合，自分の体から抜け出て自分の体を上空から眺める体験が生じるようである（脳には痛覚の受容体がないので覚醒下で直接電気刺激をされても当人は痛みを感じないし，リアルタイムで刺激中の変化を言葉で伝えられる）。臨死体験の最初の段階にそっくりである。頭頂葉は空間構成の認知に関わっているのであり得る話ではある。大脳，脳幹の血流が下がり始めて人間が生死のはざまを彷徨いだした場合，まず右頭頂葉の角回の機能を抑制している部位の血流が最初に低下してその機能が下がり，角回が電気刺激を受けるのと同じ興奮状態になって再現されるのかもしれない。

　以上，長々と述べてきたが，言いたいことは解離という症状の一部も脳内の電気信号の不具合で引き起こされているのではないかということ，そうであればrTMS治療にて電気信号の流れが補正されて現状の解離の病状を変えることができるのではないかということである。具体的な症例を通じて，その点を観ていきたいと思う。

■症例5

解離症状を伴う，うつ病のケース　20代前半の女性①

　Wさんは小学校高学年の時に体毛について同級生からかわれることが続き，それをきっかけに保健室登校となった。その後は教室に入っていくことも一時できるようになったが，中学校に進学してからは自分の手首を傷つけるリストカットという自傷行為を行うようになった。高校時代は再び保健室登校となったが，それでも何とか卒業してX年4月に大学に進学した。大学からは今までと環境を変えてやり直そうと思っていたが，気の合わないクラスメートに話しかけられると視線恐怖で目を合わせることが

できなくなり，過度の緊張と疲弊状態が積み重なり，慢性的な入眠困難に陥る。X年4月末にA心療内科クリニックを初診して「社交不安障害」と診断され，薬物療法が開始される。しかしクリニックは自宅から遠方でもあり，X年6月より自宅に近いB病院に転院。以後はB病院に通院していたが，X＋4年には抑うつ気分がひどくなり，自宅での臥床生活が続くようになる。

　対人恐怖もあって外出時には強い不安感を覚える。それまで抗うつ薬のエスシタロプラム10mg/日を服用していたが，状態の悪化に伴ってそれを中止して別の薬に処方変更された。しかし大きな改善は実感できず，このままではいけないと感じたWさんは自分でrTMS治療のことを調べ，B病院の担当医を通じて当院に問い合わせをしてきた。B病院からの紹介状を持参し，X＋5年の春に当院を受診した。当院での診察の結果，うつ病，解離性障害，社交不安障害の診断の上，うつ病もHAMD−17にて20点であり重症と診断されて，rTMS治療の基準を満たしたので当院に入院してrTMSでの治療が開始された。治療時の抗うつ薬はエスシタロプラム10mg/日を再度継続していくことにする。

　Wさんのカウンセリング歴は非常に長い。小学校でいじめを受けていた期間と高校の3年間は定期的にカウンセリングを受けていた。現在はC病院でカウンセリングを受けているとのことだが，そのカウンセラーは奇しくも小学生時代のカウンセラーと同じ人だと言う。そのため，自分のことをよくわかってくれると非常に信頼しているようである。大学は現在休学中で，時に短時間のアルバイトをされている。ここで当院入院中のカウンセリングでの内容を一部抜粋してみる。

　「嫌な出来事に出会うと過去の嫌な出来事の体験が走馬灯のように頭の中で映像がかけまわる。あるいは自分が過去に言われたひどい言葉がかけまわる。自分はそれをフラッシュバックと呼んでいる。今年の1月にリストカットした。アルバイトでの新しい仕事が負担になったことが原因かもしれない。リストカットして大量出血となり救急車で病院まで運ばれ，知ら

ない間に 5 針縫われていた。カウンセラーの先生から，危ないとこだったのよと言われた。もうお話しできなかったかもしれないとの言葉で自分は目が覚めた。何とかしなければと思ってここを選んで来た」

本人は自分で名づけたリストカットセットなるものを持っていたようである。

「ふと切りたいと思うといつでもできる。だんだん傷が深くなって，血が止まらなくなって意識がぼんやりしてきて……　スマホの履歴を必死で操作するとおばあちゃんにたまたまつながって何とか救急車を呼んでもらって命が助かった」

「何かしようとしても集中力はもって 5 分。大部分の時間は自宅でじっとしている。これが私の今の姿」

〈HAMD-17〉での評価

評価点は20点。抑うつ気分が長期にわたって持続している。「意欲・関心の低下」「自殺企図」「生殖器症状」での項目が高得点。フラッシュバック（過去の外傷体験の自動想起）が頻回に起こっており，心的苦痛が非常に強いことが示唆された。また，フラッシュバック発現時には頭痛や胸痛が起こることも多く，それが身体へ強い影響を与えている。

〈DES-Ⅱ〉での評価

DES得点：58.57

DES-T得点：52.5（カットオフポイント30）

カットオフポイントを上回り，解離症状を有していることが示唆され，特に「フラッシュバック」「健忘」「現実喪失感」等の症状が顕著である。

rTMS治療のための入院は病院の個室にこもって音楽を聴いたり，YouTubeを観たり自由な感じで過ごしていた。入院中に大きなハプニングもなく，順調な経過をたどったように思われる。結果的にHAMD-17の点数が大幅に改善したため，rTMS治療は15回で終了となった。入院時と15回終了時の心理検査の結果を次頁に示すので，比較してみたい。

＜検査結果＞

● HAM-D（17項目版ハミルトンうつ病評価尺度）

	治療導入前	治療終了後
得点	20	2
うつ病の程度	『重症』に該当	『正常』に該当

● WHOQOL26

	本人結果 【治療前】	本人結果 【治療後】	20代女性 平均値
身体的領域	3.14	4.57	3.48 ± 0.59
心理的領域	2.67	4.33	3.30 ± 0.64
社会的領域	4.00	5.00	3.41 ± 0.66
環境領域	3.00	4.13	3.21 ± 0.55
合計	3.08	4.38	3.33 ± 0.49

● 新ストループ検査II

	本人結果 【治療前】	本人結果 【治療後】
課題1（正答数）	44	59
課題2（正答数）	44	50
課題3（正答数）	36	48
課題4（正答数）	29	38
逆ストループ（干渉率）	6.81	15.25
ストループ（干渉率）	19.44	20.83

● DES-II

	本人結果 【治療前】	本人結果 【治療後】
DES得点	58.57	0.36
DES-T得点	52.50	0.00

※カットオフポイント30点

　一目瞭然で心理検査のすべての項目が改善していることがわかる。うつ病はHAMD-17の点数でいえば重症の20点から2点となり，寛解状態である。ここまでは今までに何度か経験したので正直それほど驚かなかったが，解離の診断尺度であるDES-Ⅱの変化にはたいへん驚いた。いかなる治療法をもってしてもこのようなことがあるとは全く思ってもいなかった。それもわずか3週間という短期間で……。もう少し詳細に述べると「フラッシュバック」「健忘」「現実喪失感」等の症状は全く見られなくなり，現在は解離症状が消失した状態になる。今後の経過を見守っていかないと何とも言えないが，これだけでも稀有なことではないだろうか。ここで，15回終了時の本人の感想をそのまま掲載する。

　「めちゃくちゃ元気。あれだけ泣いていたのに，もう泣くこともない。不安時の頓服薬もいらない。眠れるようになったのはすごく大きい。今は睡眠薬なしでも自然に眠れる。動画を観ても以前より集中できる。他の動画も調べて観る動画の種類が広がった。入院中はいろいろできなかったけれど，これからしたいことがたくさん浮かんでくる。料理したいな。ゲーセン（ゲームセンター）にも行きたいな。飼っている猫にオモチャとか美味しいごはんを買ってあげたいな。本当に元気になったと思う」

　睡眠の改善と不安の軽減は，今まで説明してきたようにrTMS治療でお馴染みの効果であろう。5分しか持続できなかった集中力の時間が延びたことは，ストループテストの向上からも納得できそうである。うつ病の寛解により興味の幅が広がり，意欲や活動性の向上が窺える。

　すべてが予想以上に順調に進んだので，この後に何か起こるのではないかとこちらが怖くなるほどの良好な結果である。当院を退院後，B病院に戻って通院中のWさんにも症例提示の許可を得るため，2年ぶりに連絡を取った。どんな状態になっているのか内心少し怖かったので，まずはB病院でWさんを担当されているM医師に，それとなく電話で現在の病状を尋ねてみる。M医師はWさんを当院に紹介していただいた先生で，病状共有の許可はWさんから当院入院時に得ている。B病院でも「やり手の若手医師」と評判のM先生の元気で活発な声を久しぶりに耳にした。「Wさ

んですか。そちらを退院した時よりは少し低空飛行になりましたが，元気にやっておられますよ」とのこと。それを聞いて少し安心したが，それでもまだ不安が残ったので，今度はWさんのお母様に電話してWさんの今を尋ねることに。Wさんのお母様はとても元気にお仕事をされている。お母様からもM先生と同じような内容をお聞きしたので，少し安心して今度はWさん本人に直接電話してみた。

　久しぶりのWさんの声だが割と元気そうな感じだったので，やっと安堵できた。肝心の現在の状態であるが，「低めではあるけれど安定している。退院後，フラッシュバックはなくなって解離の症状も見られていません。自傷行為も治まっています」とのことである。「入院したことが無駄にならずよかったですね」とお伝えするとともに，執筆の件を説明して症例提示の許可が得られた。

　いかがであろうか。うつ病症状は退院直後の時点よりは悪化しているが，それでも日常生活に大きな支障はないようである。うつ病の原因に環境因子が大きく関わっているなら，環境を上手に変えて再度のうつ病悪化を防ぐようにしなければ，次第に症状が悪化していくことは避けられない。問題は，どの因子がそれに大きく関わっているのかわからないことである。そのため，元気になっているうちにいろいろ考え，自分と周囲の協力で変えられるものは変えていく努力が必要であることをすでに話した。やはり注目すべきは，小学校時代から始まり当院入院前まで続いていた解離症状がrTMS治療を受けた後，2年間起こっていないという事実である。

　Wさんの症状は，PTSDの要素が強い一次的解離と離人感を中心とする二次的解離を併せ持っている。PTSDでは扁桃体を中心とする「情動記憶」システムが，海馬を中心とする「情動体験記憶」システムより優勢に働き，引き起こされることをすでに話した。エピソード記憶の要素を伴わない「情動記憶」は，脳内に存在している自己の時間軸のテンプレートに位置づけることができないため，はるか昔の自分の体験であっても「今・ここ」の形で常に再現されてしまう。断片化して自動活性を持つ知覚情報

を時間軸に位置づけるには陳述的な物語の中にそのピースをはめ込むことが必要であるが，偏りが生じた両システムのバランスをとることも症状の改善や安定化につながるであろう。バランスを是正するという意味で扁桃体の働きを抑えることが有効であると推測される。rTMS治療で扁桃体の働きを抑えることは可能なのでバランスの是正も可能となる。PTSDでは海馬や前頭葉の体積の委縮が報告されており，rTMS治療で関わる部位との重複点が注目される。これらがこの症例のPTSD症状の改善に関わっていると筆者は考えている。

　では，リストカットのような自傷行為はどうであろうか。かなり以前，リストカット行為は自分がいかに苦しんでいるかを周囲にアピールするため，周囲の人間の関心を自分に惹きつけておくための意図的行為のように思われていたが，今はそのように考えられることは少ない。Wさんの場合も人前でなく誰もいない自室で行っているので，アピール要素は低い。また，解離を起こして現実感が乏しくなっているため，傷や血を見る，痛みを感じることで「自分が生きている」ということを実感するなどの意見もあるが，本当だろうか。それなら自分で頬をビンタするなどの行動がまず最初に見られても良さそうだが。

　他にもイライラ感を減らすため，ストレス解消のため，脳内麻薬を出して気持ちを変えるためなど，いろいろな理由が提唱されているが，筆者は「社会的拒絶」と二次情動の「社会的孤立感」を軸に考えている。いじめとは子どもの小さくて狭い独自の共同体からの拒絶であり，いじめを受け続けることで「羞恥」「劣等感」「自己嫌悪」などの二次の情動へと発展して社会的孤立感を深めていく。「心の痛み」という比喩的表現がよく使われるが，実際に人が「心の痛み」を感じる時に前帯状回，両半球の島が活発に活動していることが，脳機能の画像診断で判明した。これらの部位が，人が身体的な痛みを実際に感じている時に活動する情動的部位とオーバーラップしていることにお気づきだろうか。つまり，「社会的拒絶」の情動状態を，身体的痛みの情動状態の仕組みを応用して人間が社会的動物になる過程で進化的に作り上げてきたということである。

　一次の情動しかなかった人類の祖先は，集団で生活して共同体を作る過程で二次の情動を獲得するに至った。脳の発達特性として従来からある機能をうまく使って新しい機能に組み込んでいくことをお話しした。「心の痛み」機構は「身体の痛み」機構を応用していると考えられる。そうであれば，「心の痛み」は下行性疼痛抑制経路の活性化で和らげることができるはずである。リストカットとは「心の痛み」を和らげるための自己治癒行動と捉えることができる。すなわち，自分で身体的な痛みを加えることで（おそらく機能が弱まっている）下行性疼痛抑制経路を動かし，「心の痛み」を和らげることができるのであろう。

　この流れで考えれば，rTMS治療を受けた後にWさんのリストカット行為が長期にわたって治まっていることも理解できる。度重なる負の情動の影響で相対的に正の情動は弱まるが，下行性疼痛抑制経路の上流部分は正の情動と重なっている。下行性疼痛抑制経路の上流にはドパミン，下流にはノルアドレナリンやセロトニンが関わっていることはすでにお話しした。そして，その中流には脳内麻薬とも呼ばれる(?)オピオイド系が関わっているので「脳内麻薬うんぬん」の話は一部正しい。ただ気分をホワンとさせて嫌な感情を紛らわすためという単純な理由ではないだろう。リストカットは次第に止められなくなって依存性を生ずるとも言われるが，下行性疼痛抑制経路の上流のドパミンがそれに関わっているなら合点がいく話となる。繰り返されるドパミンの無秩序な放出はその行動を強化し，行動への依存性も強くなり行動を止めにくくなっていく。そのために，常人には理解しがたい無数のリストカット痕やアームカット痕を目撃することになる。

　もし上記の考えが正しければ，正常なドパミンの律動性を回復させるrTMS治療は治療困難である自傷行為に対する福音となろう。またWさんの体験からわかるように，解離症状も予期せぬ自死へとつながってしまう可能性がある。解離状態でビルの屋上から，あるいは駅の線路へ，などとの不幸な事故もあり得る話である。

　筆者のところへも，製薬会社の担当営業社員がたまに訪ねてくる。地方

の営業所へ本社の幹部が視察に来ることになると，「今度，偉い人を伴いますので会って話をしてください」と無理矢理に（?）頼まれたりもする。本社の幹部，特に外資系製薬会社の幹部は外国籍の方も多く，優秀で切れ者であることが実際に会えばよくわかる。そういう場合，優しい筆者は緊張と恐縮で小さくなっている担当営業社員の心情を汲んで，「この地域は世界的にも有名な○○製薬の創業の地でもあり，なかなか他社が食い込んでシェアを伸ばすのはたとえ誰が担当になっても難しいでしょう」と言ってあげることにしている（本当は何の関係もないが……）。それに簡単に納得するようではそもそも幹部にはなれないので，その話は大概スルーされ，次の話題へ会話が進んでいく。「現場の医師の立場で必要とする薬はどんな薬ですか」との質問は毎回受けるので，その時はこう答えている。

　「リストカットブロッカーなる薬がほしいですね。もしそれが開発されて発売されれば，ブロックバスター（新たなるジャンルを開拓して圧倒的な売り上げになる医薬品のこと）になりますよ」

　それを聞いて同感だとうなずく人もいれば，怪訝な顔をする人もいた。

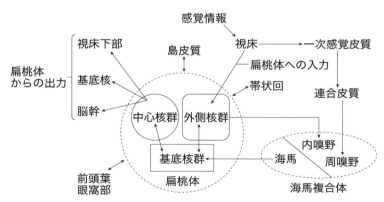

＊視床から分枝して扁桃体に入る「情動記憶」システム（身体記憶となる）
＊視床から分枝して海馬へと向かう「情動体験記憶」システム（エピソード記憶となる）
感覚情報は視床で扁桃体経路と海馬経路に分かれる。扁桃体経路は速く働き，必要に応じて身体状態を変化させる。海馬経路は情報をじっくり分析して危険がないとの結果が出れば，それを扁桃体に伝える

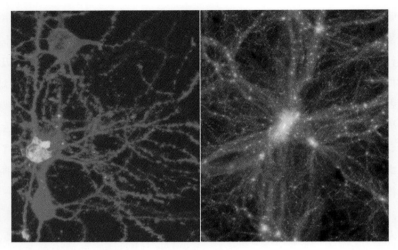

マウス脳内の神経細胞の画像（左）と，宇宙をシュミレーションした画像（右）

筆者が思い描いていた薬にはならなかったが，本当に効果があるのなら何だって構わない。他の方からの今後の追加報告を待ちたい。

　うつ病に解離性障害が合併していると，うつ病の良好な治療反応は期待できないだろうとの先入観で始めたrTMS治療であったが，予想に反してうつ病はもちろんのこと，解離性障害についても短期間で劇的な改善効果が見られた。その方の治療に当たっては，本人の解離症状の内容をそれほど詳しく尋ねていなかったのを反省し，次に同じような方が来られたら治療前の解離状態について詳しく尋ねることにした。

　その後に県外の知り合いの開業医の先生から，解離を伴う，うつ病の女性のrTMS治療を依頼された。次に紹介するそのケースも，うつ病の治療目的でrTMS治療に取り組んでいたが，うつ病の症状よりも解離の症状に大きな変化が起こった。解離症状に詳しくない人にとっては，とても不思議で奇妙な話のように感じられるかもしれないが，実はこのような症状を内在している方はたくさん存在する。自分から積極的に言わないし，他人

から積極的に尋ねられることもないので，周囲の人間の目に触れにくいだけの話である。

■症例6

解離症状を伴う，うつ病のケース　20代前半の女性②

　Zさんは20歳になったばかりの女性である。スケート，ピアノが上手で，さらにマンガやイラストも得意というマルチな才能にあふれた女性である。うつ病の症状としては長期にわたる抑うつ気分，熟眠障害や中途覚醒，日中の活動性の低さに加え，胃痛や頭痛，動悸などの身体症状が毎日続く。また，その根底に漠然とした虚無感や希死念慮が認められる。

　HAMD−17の点数は20点で，重症のうつ病に該当した。抗うつ薬としてボルチオキセチン10mg/日を服用している。一方で解離の症状について尋ねると，自分でそれを自覚するようになったのは小学校3年くらいの時だと言われる。以下は本人の言葉である。

　「物心がついた頃には，目に映る世界が2D（平面）になっていた。それが当たり前だったというか，そういうものだと思っていた。絵を本格的に描き出した小学校6年生の頃におかしいなと気づき始めた。写真や実物を見ても立体感がわからない。階段はハシゴみたいに見えるので苦手。生活上，気をつけなければならないことが多いけれど，絵を描いていたおかげで遠近法と知識でカバーしながら生きてきた。卓球では，ボールとの距離感がわからない。ボールが自分に近づいた距離感を察知して打っている。打ち返す時はこの角度で，このくらいの力ならこれくらい飛ぶと頭の中で考える。あとは感覚に任せる。スケートの練習も，大勢の中での練習は怖かった。距離感がわからないので，速いスピードで接近されるとぶつかりそうで怖かった。だから練習はいつも人の少ないリンクの隅のほうでしていた」

　「自分自身は正しさへの執着が人一倍強い。そのせいで人と関わることが苦手。努力しなければならない，優等生でなければならないと常に考えてしまう」上記の言葉からは努力と信念の力強さが自然と伝わってくる。

そして治療を開始する前に今の自分の解離状態をイメージしたイラストを描いてくれた。それがAである。

　やはりZさん本人から直筆のイラストとして提示を受けると，絵の上手さも相まって驚いてしまう。概略を説明すると，目からビームを出しているように見えるのが本人で，ビームを出しているのではなく外の世界を見ていることを表現している。見ている風景は，自分が「おにぎりを食べようとしてその前にコップのお茶を手に取ったシーン」であり，それが額の位置にあるスクリーンに投影されている。頭の中には4名の小人（ホムンクルスと呼ぼう）がいる。ホムンクルスの1人は全く自分とは関係のない年長の人物であり，他の3名の人たちは年齢が異なる自分のような気がすると説明された。ホムンクルスたちは時に話し合って協力しながら，また時には誰かが勝手に本人の体の動きを操縦装置を使って操作している。自分ではない年長者が指示を出し，みんなが会話している。本人とホムンクルスたちとは記憶が共有されている。そして，本人から抜け出しているもう1人の本人が，その様子をホムンクルスの後方にあるスクリーンを介して眺めている。後方にいるもう1人の本人は，「いったい何を自分は（自分たちは？）しているのだろう」と戸惑いつつ，外界の風景と自身の内部構造を俯瞰しながら眺めているという感じのようである。

　完全に正しい説明にはなっていないかもしれないが，概略として大きくは外れていないと思う。Zさんの絵は，筆者世代の人間にとってはやはりマジンガーZを想起してしまう。操縦装置つきの大型ドローンのような飛行物体「ホバーパイルダー」に主人公が乗り，大型ロボット「マジンガーZ」の頭部に「パイルダーオン」の掛け声とともに合体して，主人公がマジンガーZを操縦するマンガである（B）。

　アニキ・水木一郎の歌うアニソンは，世代を超えた不朽の名曲になったので，筆者が改めて説明するまでもなくご存じの方も多いとは思うが，若いZさんはマジンガーZのことを詳しくは知らない。だから自分が見て感じるイメージをそのまま描写されているはずである。この体験的知覚現象はいったい何を意味するのだろうか。なぜZさんにここまでのことが起

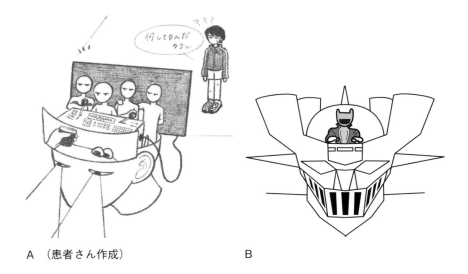

A　（患者さん作成）　　　　　　　　　B

こっているのか，筆者は彼女の詳しい病歴は知らないし，その病歴のこと
には触れずに病像に絞って話を進めることにする。

　「自分の体に何者かがいて自分を操る」とは作為体験とも呼ばれ，自我
の能動性の障害と考えられている。統合失調症でよく見られる症状ではあ
るが，自分が2人に分かれて，一方がもう一方の自分を見ている現象はな
い。このイラストから見て現在の精神医学的診断分類ではやはり解離，ど
うやら二次的解離と三次的解離の特徴を併せ持つ病態のように思われる。
また，イラストには描かれていないが，嫌な場面のフラッシュバックが頻
回に起こり，悪夢もよく見るとのことで，一次的解離の要素も併せ持って
いることがわかる。

　それ以外にも，小学生時代から外界が2D（平面）に見えるようになっ
ていると訴えている。立体的に見えることがなくなってすべての対象が平
面に見えるとは，いったいどのような感じなのだろうか。そのような感覚
を経験したことがないのでよくわからない。筆者の小学生時代はタイムマ
シンブームで，四次元の世界のことで盛り上がった記憶があるが，二次元
のことで盛り上がることはなかった。四次元では時空を超えて人がいきな

り目の前に現れる。二次元とは地面を這うアリの世界のイメージであろうか。高さという概念がなければ，上空から降りてくる物が急に目の前に突然出現したように感じる。

　Ｚさんの場合は，奥行きがつかめないという感覚のようである。奥行きの要素が欠けたマンガのような視覚情報から自身の思考を使って瞬時に計算し，そこを補って行動されている。小学校低学年の時からそのような感覚に変わったと言うのだから，生まれつきの感覚とも異なる。どうしてこうなったのかを「強い心理的影響を引き起こす出来事のために大きな心理的症状が出現し，物が二次元に見えるようになった」と説明するとしても，説明する人間自身がいったい何を言っているのかよくわからない中で，苦し紛れの説明をして，それに何の意味があるのだろうか。逆にＺさんから「ではどうすれば治りますか？」と尋ねられて，「こうすれば……」と明確に答えられる医師が果たしているのだろうか。おそらく「お気の毒には思いますが，その感覚に慣れて上手に付き合いながら生きていきましょう」と言って励ますのが関の山であろう。20歳そこそこの年齢の方に伝えるには酷すぎる内容である。

　そういうことは本人も察しており，この感覚とともに生きていこうと決めた矢先に，今回の入院でうつ病治療のためにrTMS治療を受けることになった。筆者もこの解離構造がよくなるとは思えず，あくまでうつ病の治療を行うためとの名目があるので，気分は少し楽になった。

　こうしてrTMSが始まったわけであるが，最終的には信じられない驚くべきようなことが起こった。まず，rTMS治療3回目終了後に急にピアノを弾きたくなったとのことでホールに置いてあるピアノを弾いている。素人が聴いても演奏するのが難しそうな曲である。

　本人いわく，「長い間弾いていなかったのになぜかピアノを見て急に弾いてみようと思った。少し気分転換ができた」とのこと。意欲の向上傾向の一面として捉え，rTMSでのうつ病治療ではよくあることだと筆者は感じていた。その時の筆者の頭の中では内側前頭前野の機能回復のイメージが占め，順調に治療が進んでいると確信した。ところが，別のところで思

わぬ変化が本人の中で進行していたのだ。以下は，6回目のrTMS治療終了直後の本人の言葉である。

「これまで自分の視界は小さい範囲で，色が薄くて，その一方で白の眩しさが強烈だった。rTMS治療を受け始めて，これまでの自分の視野が広がって色がついている。今までは遠近法の奥行きのようだったが，今では立体感と現実感を感じるようになってきた。一般的にはよいことだと思うが，これまで自分のいた世界とはあまりにも違うので，そこにいる人たちの現実感が逆にないようにも感じる。もともとこういった世界の見え方をしていたかどうかを思い出せないけれど，本来の自分になってきていることにうまく適応できていない気がする」

この言葉を聞いて，どう思ったであろうか。急速な予期せぬ変化が起こり，それに感情がついていけない不安が感じられる。

11回目のrTMS治療終了後に，本人から治療の中止の申し出を受けた。

「自分自身の感覚，喜怒哀楽の感情は戻ってきているが，フラッシュバックは増えている。視界や自分の感覚が鮮明になったせいで物事を強く受け止めて疲れやすい。それに不安や恐怖を感じる。狭まった視野の時は自分の意思を伝えられず，自分の身体の操作も自分の思うようにできていなかった。体が知らない間に動いて気づいたら別の場所にいたりして普通の生活が送れなかった。そういう面で今後はそのようなことが起きないようになったと思える。自分自身で動いているので家事なども抵抗なくできると思う」

この時点で「開けた視野」に完全に移行しており，「狭まった視野」にいた「頭の中の人たち」はもういなくなったとのこと。本人の心情としては「旧友がいなくなって寂しい感じである」ようだ。「頭の中の人たち」に関する解釈も変化している。

「記憶を共有しているが，自分とは別の存在。考え事をしている時に自分の考えに自信がなくなった状況で頼っていた。今は自分のコントロールができるのでこの人たちはいなくてもよいかと思えてきた」

「フラッシュバックは過去に関わるものが惹起するので見知らぬ遠方の

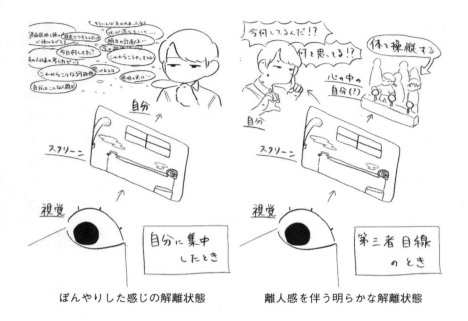

ぽんやりした感じの解離状態　　　　離人感を伴う明らかな解離状態

土地に行きたいと思っている」

　本人自身がrTMS治療の中止を自分で決めて伝えることができたことに一番驚いているとのことであった。

　入院の１年前に，本人が自分の解離構造をイラストに描いて分析していた。そのイラストも提供いただいたので提示する。まだ若いのに，鋭い観察眼を有していることに感心した。「自分に集中した時」と「第三者目線の時」とに分かれている。前者がぽんやりした解離で，後者が離人感を伴う明らかな解離のようである。11回のrTMS治療終了時点では「第三者目線の時」が消え，「自分に集中した時」だけの状態になり，真ん中に描かれているスクリーンがあったりなかったりと，行き来する状態である。スクリーンがない時は完全に，解離ではない普通の状態として捉えてよいだろう。一方でフラッシュバックや悪夢の回数はやや増えている。

　肝心のうつ病の症状については，開始前のHAMD-17の点数が20点で

● 新ストループ検査Ⅱ

	【1回目】	【2回目】	標準年齢集団（SD）
課題1（正答数）	63	75	65.60（7.52）
課題2（正答数）	52	61	56.33（7.20）
課題3（正答数）	48	51	48.46（6.26）
課題4（正答数）	46	50	45.23（7.31）
逆ストループ（干渉率）	17.46	18.67	13.87（8.35）
ストループ（干渉率）	4.17	1.96	6.63（9.82）

※各課題の正答率は向上しており，前回同様，同年齢群の平均を上回る結果となっている。また，各干渉率も同年齢群の平均内に収まっている。抑うつ状態の改善に伴い，集中力や刺激に対する注意のコントロールがより可能になっていると考えられる。

● DES-Ⅱ

	【1回目】	【2回目】
DES得点	57.9	30.0
DES-T得点	67.5	33.75（＊カットオフポイント30）

※カットオフポイントをわずかに上回っているが，解離症状は改善傾向にあることが示唆された。特に「健忘」や「現実感喪失」の症状が軽減している。一方，「離人感」や「再体験」は頻繁に起こっており，精神的苦痛が生じやすい状態は持続していると思われる。

あったが，11回終了時には16点に下がり，20％以上の改善度を示していた。反応が出ているので，このままrTMS治療を継続すれば，さらにうつ病は改善していくと思われ，その予測も伝えた上で本人が止めることを決断されたので，その意思を尊重して治療を終了する。

　ストループテストとDES-Ⅱの治療前後の検査結果の推移を上に示す。

　以上がＺさんのうつ病治療，改め解離性障害治療の体験談となる。正直，「なんかすごいことが起こっていたのだな」というのが筆者の偽らざる心境である。筆者の立場では，うつ病の治療効果がさらに見込まれたため治療を継続したかった面もあるが，知覚受容の大幅な変化に戸惑うＺさんの心情もよく理解できるので，最終的にそれでよかったと思っている。

とても不思議な体験ではあったが，本来の感覚が戻ったので結果的にそれでよしと一件落着で終わらせることもできるが，この本の趣旨に基づいてできるだけその現象について考えてみることにする。

　まず，「物が二次元に見えていたのが，三次元に見えるようになった」のはなぜであろうか。また，「色の薄い世界から色づいた世界に変わった」のはなぜであろうか。これらを理解するためには，「ものが見える」仕組みを最初に理解しなければならない。我々が住んでいる空間が三次元であると仮定した場合，見えるためには外からの光が目の奥にある網膜に投影され，それが電気信号へと変換されなければならない。この電気信号は，脳の奥にある視床という場所を経由して後頭葉にある第一次視覚野（V1）に到達する。網膜に投影された時点で，すでに二次元へと置換されていることにお気づきだろうか。さらに，その後は電気信号に変換されているのでもはや二次元でもなくなっている。視覚野に到達した信号は知覚情報へと徐々に詳細に分析されていく。視覚野から出た分析中の情報は後頭連合野という場所に移り，そこで頭頂葉の方面に行く「背側経路」と側頭葉の方面に向かう「腹側経路」と二手に分かれる。背側経路は「どこ（where）」経路とも呼ばれ，空間の位置に関する情報処理が行われ，頭頂葉へと向かう。腹側経路は「何（what）」経路とも呼ばれ，見たものが何であるかの認識処理を行い，側頭葉へと向かう。

　「どこ」経路での分析と，「なに」経路での分析が統合されて，最終的に「見ている」との意識的体験が生まれる。背側の経路の途中にあるMT野は主に物体の動きや奥行きの処理に，腹側の経路の途中にあるV4野は主に色や形の情報を処理していることがわかっている。これはサルでの研究にはなるが，京都大学霊長類研究所の二宮太平先生らのグループが前頭前野から発信されるトップダウン信号がこの両者を直接，あるいは間接的に制御していることを発見されている。サルでの46野腹側部は，興味深いことに人では背外側前頭前野に当たるらしい。46腹側野は作業記憶に関わっており，高次視覚野に対して今どこにある，どのような物体に注目すべきかの情報を提供している可能性があるという。

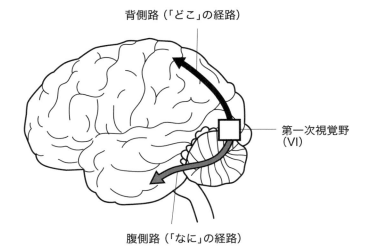

第一次視覚野からの情報は背側路と腹側路に分かれて処理されていく

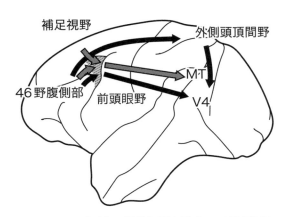

サルでのトップダウン視覚処理を示す。46野がMT，
V4をコントロールしている

　サルでのことが人でも当てはまると仮定すれば，rTMS治療前のZさん
では背外側前頭前野のこの仕組みに機能的問題が生じていてMT野とV4
野の機能不全へとつながっていたのではないだろうか。MT野の機能不全
で物体の動きがつかめず，奥行きがわからずに二次元に見えた。V4野の

機能不全で色が薄れ，形がぼやけて現実感が乏しい状態になっていた。rTMS治療で背外側前頭前野を中心とした前頭葉機能の回復が短期間で起こり，それに伴い前頭葉からのトップダウン信号が再開通してMT野とV4野が本来の機能を取り戻し，Ｚさんの驚くべき視覚体験へとつながったと考えられる。

　これは，進化の鉄則を考えれば十分にありえることである。解離が起こるには圧倒的な情動体験を長期にわたって受けているはずである。それは扁桃体を中心とした辺縁系の過活動へとつながり，前頭前野との制御バランスが崩れ，結果的に進化の順番で新しいがゆえに脆弱性を有している前頭前野が二次的にダメージを被る。

　このＺさんの知覚体験報告は重要な意味を帯びてくる。原因不明の解離の症状に前頭葉や頭頂葉のMT野，側頭葉のＶ４野が関わっているのではないかとの可能性を提示しているからである。

　もう一方の症状である「自分に集中した時」と「第三者目線の時」の現象については，どうであろうか。Ｚさんの話によると，強い意思力と集中力をつぎ込んだ場合には「自分に集中した時」に移行できるが，それが行えない場合は「第三者目線の時」に引き込まれていくようである。デフォルトモードネットワークという言葉をご存じだろうか。思考や関心，注意を伴わない，ぼんやりとして過ごす安静状態での脳の神経活動のことである。このような時に活動が活発になる脳の領域が複数あり，それらが互いに同期することが判明した。この活動のことをデフォルトモードネットワークと呼ぶ。何もしていない安静時なので消費するエネルギーも少ないと思いきや，逆に活動時より多くのエネルギーを消費していることがわかり，俄然注目を浴びるようになった。このネットワークは精神科領域を超えた脳研究分野でのホットな話題となっている。

　デフォルトモードネットワークで活動が賦活される部位は，前頭葉内側部，後帯状回，下頭頂小葉，外側側頭葉，後脳梁膨大部などが挙げられる。デフォルトモードネットワークは過去を振り返り，未来を思い描き，時空を超えたタイムトラベラーのような状態になることもあれば，自分自

身の内省にのめり込むなど内的な思考に関する役割を担うようである。う
つ病の場合，デフォルトモードネットワークは過剰に働いているといわれ
る。そして，このデフォルトモードネットワークと逆相関で働く「注意神
経ネットワーク」が見つかった。それは前頭眼野，上頭頂小葉，MT野な
どで構成されている。先ほどのトップダウン信号と重なり合っていること
がわかるであろうか。解離とはこの注意神経ネットワークの機能不全も加
わり，デフォルトモードネットワークが過剰に働いている状態といえるか
もしれない。

　Ｚさんに当てはめると，多くの時間がデフォルトモードネットワーク状態
で占められ，頑張って集中すると注意神経ネットワークが不完全ではある
が働きだすということになるであろうか。「頭の中の人たち」と「外から見
ている自分」が併存している時は，異常なデフォルトモードネットワーク
の状態であり，おそらく脳の前半部と後半部の同期が離断され，後半部の
後頭葉，側頭葉，頭頂葉領域が独自の自律性を持って暴走してそのイメー
ジ像を生み出し続けているのではないかと筆者は推定する。注意神経ネッ
トワークを意思の集中で動かそうとした際にはその暴走が少し抑えられ，
イメージ像に変化が現れる。その視覚イメージを生み出す場所は，後頭連
合野，側頭連合野，頭頂連合野などの脳の後ろ半分が起源であろう。rTMS
治療を続けると前半部の内側前頭前野の機能が上がり，心臓にたとえれば
それが洞調律のように働いて失われていた前後の同期も回復する。それに
伴って今まで存在していた視覚イメージが次第に消えていく。

　以上が，Ｚさんの臨床所見からの筆者の考察である。なお，Ｚさんのフ
ラッシュバックや悪夢が増えている状態に関してであるが，解離において
突然二次的解離や三次的解離が始まるとは思えない。まず一次的解離が起
こり，やがてそれが発展して二次的解離や三次的解離へと拡がっていく。
Ｚさんのケースでは，二次的解離や三次的解離が消退して解離レベルが一
次的解離まで下がったと考えられる。その分，一次的解離の症状に病理的
なパワーが集中してフラッシュバックや悪夢が悪化したのであろう。やが
てそれらも次第に消えていくことを願ってはいるが，どうなるかはわから

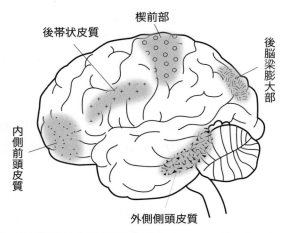

安静時に高い活動性を示す部位（デフォルトモード・ネットワーク）

ない。直面する現実に適応することが困難となり解離システムが作動したなら，現実が変わらない限りまた同様の解離が起こる可能性はある。なかなか一筋縄ではいかず，これからも試行錯誤の治療が続いていくのかもしれない。

　以上で，この章でのrTMS治療の紹介を終える。2番目の症例での物体の見え方や動き，色の問題だが，これは解離症状に限ったものではなく，うつ病でも生じていると考える。Zさんの診断はうつ病でもある。うつ病になった筆者の知人の話の中で，運転が得意だった彼が怖くて運転できなくなったことを思い出してほしい。「他車の動きがわからず，車線変更ができなくなった」と彼は言っていた。うつ病患者は物がぼやけて見えることがよくある。うつ病で背外側前頭前野の機能不全が起こり，MT野とV4野へのトップダウン信号が滞れば，筆者の知人のような見え方になるであろう。

　うつ病のrTMSの治療効果を上げるために他の精神疾患合併症のケースを除外する治療施設もあるが，考え方としては逆かもしれない。併存疾患の存在がスムーズなうつ病治療を妨げており，rTMSの治療効果が併存疾

患に波及することで治療抵抗性だと思われていたうつ病が寛解に至るケースもありそうである。

　ここまで述べてきたように，rTMSには複数の作用機序があり，まだまだその機序には未知の部分が残されている。

　「未知に挑んでこそ新たな道が開かれる」

　そのためには，具体的な症例経験による成果の有無のフィードバックを治療者側が共有し，吟味と解明を進めていく必要がある。

　追記：rTMS治療終了，半年後のZさんの現状を電話で確認。二次元から三次元への立体感覚の再獲得はそれ以来ずっと続いており，階段の昇降など日常生活面で気を遣うことがずいぶん減って楽になっている，解離の症状も悪くなってはいないとのことであった。

コラム⑫　ドパミンの効用と高揚

　本書全体にやたらとドパミンのことを書きまくっているので，ドパミン信者のように思われそうだが，ドパミンがなければ無味乾燥のつまらない人生になる。完全な後づけ（無理づけ？）だが，ドパミン（dopamine）の綴りの中には「痛み：pain」の文字が含まれている。「pain」を除いて現れる単語は「do」と「me」であろうか。「Do me pain」，直訳（?）すれば「我に痛みを与えたまえ」という感じになるが，「事実は小説より奇なり」の言葉通り，ドパミンには我々に与えられた痛みを和らげる真逆の作用があることがわかった。不思議なことに興味を持つ小生の心をドパミンが捉えたのかもしれない（こういう文字遊びをアナグラムと呼ぶ。「ドパミン」は「ドーパミン」とも呼ぶが，本書では「ドパミン」に統一した）。

　ドパミン自体はもはや日常的に用いられるほどの市民権を得ている。脳科学者を名乗る偉い方々が，やたらとこの用語を用いてテレビや書籍で広めてくれたおかげであろう。確かに「ドパミンが脳からドバドバ出て……」と言うのは語呂もよくて聞く人の心に残りやすい。これがセロトニンであれば何となく「ソロソロ」とゆっくり出てきそうだし，ノルアドレナリンはそもそも名前を言いづらい。

　我々の病院にも時々近くの大きな病院から研修医がやってくる。小生の医学部時代の劣等生ぶりとは異なり，今の研修医は厳しい勉強を続けてきたのでとても優秀である。そういう意識を持って恐る恐る彼らに接しているが，ドパミンのことは（雑学ではなく医学レベルでは）意外と知らない。ドパミンは脳のどこかにフワフワ存在しているとユルフワ感覚で思っていて，脳幹の神経細胞群から脳内の広い範囲に投射，放出されると知っている研修医はほぼいなかった。だから毎回そこから精神科の話を始めていく（この本は精神科に興味を持つ医学部生諸君，研修医の皆様にもたくさん買ってほしいので，その手の悪口はここで終える）。

　統合失調症の幻覚や妄想を抑える薬は，側坐核へのドパミンの働きを受容体レベルでブロックすることで目的を達成する。だから，我々の仕事は必然的にドパミンのことを外せない。ドパミンはある対象を特別なものと位置づけ，それに合わせた行動を導く。

　恋愛を例に挙げればわかりやすい。特定の異性が自分の中で特別な存在に感じられた瞬間，突然恋に落ちると同時に特別なパターンでドパミンが側坐核周辺に発射される。周囲とは異なる突出した特別感を「顕現性：サリエンス」と呼ぶ。成就を期待するほどドパミンは活発に働くので，片思いのほうが効果は大きい。相手に近づきたい欲動が生じ，相手のことばかり考えて自身の内面の気分は高揚し，極端な場合は妄想的になっていく。サリエンスの増大は，周囲の存在価値を相対的に下げるので周囲の忠告も助言も雑音と化し，もはや耳には入らない。２人の世界の完成である。

　ドパミンは行動の誘導にも関わり，行く手に立ちふさがる障害が大きければ大きいほどそれを乗り越えようとする意志と行動面での高揚感は高まり，さらなるドパミンの連続発火で恋の炎は燃え盛っていく。情熱の炎による煙に包まれて文字通り「恋は盲目」となるのである。

　コメンテーター張りの解説だが，恋の病の特効薬を問われて「抗精神病薬の服用」と，つい漏らして非難の渦で大炎上。だから仮にオファーがあっても辞退したい。統合失調症の初発が思春期に多い秘密は，そこにもある。ロマンスの陰でも，ドパミンは忍者のごとく暗躍しているのである。

15. 睡眠時無呼吸症候群を伴ううつ病のケース

　いよいよこれが最後の症例となった。今回は睡眠時無呼吸症候群を伴う，うつ病のケースを取り上げてみる。突然ではあるが，筆者は北海道が大好きである。比較的南国イメージの強い四国徳島に住んでいる身が北海道に行くと，何となく大陸的な風景を感じて，なぜか自分の中にあるノスタルジアを刺激されてしまう。江戸時代に淡路島が阿波徳島藩に属していたことをご存じであろうか。徳島藩は石高25万7千石の西国雄藩であったが，幕末の倒幕か佐幕かの選択で旗幟を鮮明にできず，結果的に明治になって淡路島は兵庫県に編入されてしまう。淡路を拠点に徳島藩からの脱藩運動を謀った稲田家の家臣たちは，強制的に北海道静内へと移住させられた（庚午事変）。このあたりの事情は，吉永小百合主演の映画「北の零年」，沢口靖子主演NHK連続ドラマ「お登勢」で詳しく描かれている。

　10年以上前，札幌の大通公園付近から出発して市内をミニ観光してくれるバスに乗車したことがある。お相撲さんのように恰幅のいい運転手さんとベテランの雰囲気のあるバスガイドさんがバスへと迎えてくれた。乗客が3，4人しかいなかったこともあり，バスガイドさんがそれぞれの乗客に話しかけてくれる。筆者の番が回って来て「徳島から来ました」と言ったところ，「徳島でしたら関寛斎先生をご存じですよね」と笑顔で返されてしまった。

　「関寛斎」を読者の皆様はご存じであろうか。作家・司馬遼太郎が「胡蝶の夢」の中で「日本人に非ざるスケールの持ち主」と評している幕末から明治にかけて活躍した名医である。今の千葉県の生まれで，徳島藩の藩医として召し抱えられ，幕末の徳島に赴く。奥羽列藩同盟との戊辰戦争の際には新政府側の医師として戦地に赴き，敵味方の区別なく治療に当たっ

たという。明治に入ってからは徳島市内で開業し，種痘を普及させて天然痘の流行から多くの人の命を救う。また，いつも質素な身なりで往診を頼まれればどんなに遠くの村でも自分で歩いて赴き，貧しい人からは治療費を受け取らなかった。そして，当時の平均寿命をはるかに越えた72歳の時に理想の村の建設を目指して北海道の陸別へと渡り牧場経営を始めたが，その10年後に服毒自殺を図って82歳でその生涯を終える。名医でさえ老齢期のうつを乗り越えることができなかったのだろうか。筆者とは身なりの点と同じ場所に住んでいた共通点を除けば全くかけ離れた眩しい存在であり，まさに医聖と呼ばれるのにふさわしい人物である。「白ひげ」や「黒ひげ」が漫画「ワンピース」の中で暴れまわっている時代であるが，「赤ひげ」は北海道陸別の地で静かに眠っている。

　歴史に弱いのが日本人の弱点であろう。他国との関係による自国の歴史を知らないがため，外国人との論戦になった場合に簡単に言い負かされてしまい，結果的に相手の主張をそのまま鵜呑みにしてしまう。

　話を元に戻そう。徳島でもほとんどの人が知らない関寛斎，その話が北海道の人の口から出たことに驚くとともに少し感動を覚えたわけである。楽しい観光になりそうだとワクワクした気持ちで，最初の観光地である札幌大倉山展望台（スキージャンプ競技場）を目指してバスは出発した。その途中の坂道で前の信号が赤に変わり，右折するためにバスは一時停止した。信号が赤から青に変わるまで30秒ぐらいであったろうか，信号が青に変わったがバスは発進しようとしない。そのまま20秒ぐらいが経過する。さすがにこれはおかしいと思い始めた時に，バスガイドさんが運転手さんに駆け寄り「○○さん！」と声をかける。その声で運転手さんの体がピクリと動き，バスは何事もなかったように進み始めた。

　凡医である筆者も医者の端くれであるので，運転手さんが睡眠状態に陥っていたことにその時点で気づいた。力士のような体格から考えて，睡眠時無呼吸症候群の症状による過度の日中の眠気であろうと推定したわけである。その病気にそういう症状があることは頭ではわかっていたが，実際に自分がプライベートで遭遇してしまうとやはり驚いてしまう。事実と

して，運転手さんは覚醒動作から30秒も経たない短時間で眠り込んだことになる。

　車を運転する人には当たり前のことだが，オートマティックトランスミッション（AT）の車にはアクセルペダルとブレーキペダルが存在し，マニュアルトランスミッション（MT）の車にはクラッチペダルがそれに加わる。AT車の場合はフットブレーキから足を離しても前方にゆっくり進もうとするクリープ現象があるため急激に坂道をバックで下るリスクはまだ少ないが，MT車なら急激に下ってしまうことになる。そのスモールサイズの観光バスがATだったのかMTだったのかは覚えていないが，業務マニュアルに従って停止時にはサイドブレーキを引いていたはずである。サイドブレーキを引いていれば，坂道で停まっている状況で足がブレーキペダルから離れたとしても車が坂道をバックしていく可能性は小さくなる。また，坂道での運転姿勢であれば体は後傾しているので，その姿勢で眠り込むと足は必然的にブレーキペダルから離れやすくなる。サイドブレーキが効いていたので何事も起こらなかったが，よくよく考えれば大きな事故につながる恐れがあった。業務でもプライベートでも，この運転手さんは今後大きな事故を引き起こしてしまうかもしれない。筆者は担当医でもなく勝手に他者の病気を推測しただけの立場であり，運転手さんにも生活があるだろうし，かといって黙って素知らぬふりをして事故が起こるのを看過することもできない。こういう時に凡医は煩医にもなってしまう。あれこれ思案した挙句，観光バスから降りる時にバスガイドさんへ「病院に行っていないのなら病院に行かれたほうがいいですよ，と運転手さんに伝えてください」と頼むことにした。楽しい観光になるはずだったのに自分から背負い込んでしまった責任，それが少し軽くなったように感じたのを覚えている。

　睡眠時無呼吸症候群，そのあるタイプでは寝ている時に舌根が沈下して気道が狭窄あるいは閉塞してしまう。そのためにいびきをかく，また酸素不足に陥って脳に覚醒反応が起こる。本人としては眠っているつもりだが，実際には正常な睡眠がとれていない。そのため日中に強い眠気が生

じ，場合によってはマイクロスリープと呼ばれる瞬間〜30秒ほどの睡眠状態が突発的に出現する。このマイクロスリープであるが，短い場合には本人に自分が眠っていたとの認識はできないようである。

　最近，高齢ドライバーによる信じられない事故がたびたび報じられるが，現場にブレーキ痕がなくアクセルをただ踏みまくっているとしか思えない検証がなされる。そして加害者の立場となった高齢者からは「アクセルとブレーキを踏み間違えた」との言葉が繰り返される。実際に車を運転している人間からすれば「本当にそんなことがあるのだろうか」と不可解に感じられてしまう。お年寄りと言えば縁側で日向ぼっこをしながらコックリ，コックリとうたた寝しているイメージがある。加齢に伴い，覚醒を担う脳幹からの神経伝達物質の働きが弱くなっているのではないだろうか。

　＜NaSSA（ナッサ）＞と呼ばれるカテゴリーに属するミルタザピンという抗うつ薬がある。日本で発売された時，強力な抗ヒスタミン作用を有しているので高齢者が服用すればふらつきや転倒などの副作用が出やすいと思われ，当初は比較的若いうつ病患者に投与したほうがよいだろうとの空気があった。しかし予想に反して，若年者に抗ヒスタミン作用による副作用が強く現れ，高齢者に少ないことがやがてわかってきた。筆者も参加した徳島NaSSA研究会でこれが議論されたが，動物での研究とも照らし合わせて高齢者ではヒスタミンの放出機能が下がっているので結果的に副作用が少ないのではないかとの結論に至った。覚醒を維持するヒスタミン等の働きが弱くなると，動作中にもマイクロスリープが混入してしまう。平地での走行中，急に睡眠状態に陥れば停車中の坂道とは逆に体は前傾し，それに伴って足はさらにアクセルペダルを踏みこんでしまうであろう。極めて短時間のマイクロスリープ現象では，本人の意識の連続性は保たれており，自分が眠ったとの自覚はない。そしてここが特に重要なのだが，睡眠状態になれば遂行機能に必要な背外側前頭前野の機能が下がるので，現在進行中の動作の切り替えがとっさにはできなくなってしまう。また，現実と非現実の認識にも背外側前頭前野の正常な機能が必要であることはす

でに話した。そのために外界からの視覚情報に応じて自身の動作の切り替えがスムーズに行えないまま，悪夢を見ているような感覚で悲惨な事故を引き起こしてしまうが，それも夢と同じように即座に記憶から消える。何が起こったかわからない放心状態の直後に，自分が事故を起こしたことに初めて気づく。そして「ブレーキペダルを踏んだ痕跡がない。アクセルペダルのみを踏み続けているぞ」との証拠を後に突きつけられ，自分でも何が何だかわからないまま「ブレーキとアクセルを踏み間違えた」と自分と周囲を納得させられそうな供述をしてしまう可能性がありそうだ（以上は筆者の個人的な説である）。

　もちろんすべての事故がこの原因によって起こるとは言えないが，何らかの薬を服薬していない高齢者が起こした事故については，こういう考え方や見方も必要であろう。この説の実証に近づくには前方，後方の他に運転中の自分自身の表情や姿勢を捉えるドライブレコーダーが必要になるであろう。いずれにしろテロリズムの思想を持たない悪意なき市民が意図せずに引き起こしてしまう悲劇であり，医学，医療，行政，司法が関わる社会的な問題事象に対して徹底的な調査と原因の究明が求められる。

　余談にしては長すぎたが，今度こそ最後の症例として閉塞性睡眠時無呼吸症候群（OSAS）を併発したうつ病の方の治療経過を簡単に説明し，症例の提示を終わりにしよう。OSASの診断には無呼吸低呼吸指数（AHI）が必要になるが，この方は他院でその治療を受けており，そこで持続陽圧呼吸器（CPAP）の使用を指導されている。睡眠中に狭くなった気道に

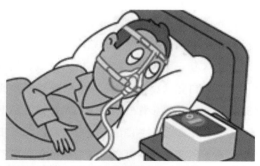

CPAP療法：TEIJIN 無呼吸をなおそう.comより

高い圧の空気を強制的に送り込み，気道を広げる機器がCPAPだ。時に
OSASと診断された方が睡眠時にCPAPを装着することで，「CPAPを着
けてから頭がスッキリして世界の見え方が変わりました」とうれしい報告
をされることがある。筆者も睡眠外来を行っていた前任地の病院でそう言
う患者さんを見たことがある。米国スタンフォード大学睡眠医学センター
の河合真先生は，このような現象を「CPAPミラクル」と著書で紹介され
ている。そしてCPAPは睡眠時の上気道閉塞を緩和させるだけであって睡
眠障害自体を治療しているわけではないと警鐘を鳴らした。症例患者のL
さんは12年前にOSASと診断されてCPAPを始めたが，残念ながらミラク
ル効果はなく睡眠障害を中心としたうつ状態が10年以上も遷延している。
ではLさんのrTMS治療について見ていこう。

■ 症例 7

M県在住の40歳代の男性Lさん

　幼少期より寝つきが悪かったと言われる。大学時代に過度の飲酒と昼夜
逆転の生活が始まり，X－20年から不眠に悩み始める。卒業後に就職した
が，入眠困難と熟眠感の低下，集中力の欠如を自覚するようになった。X
－12年にA病院を受診し，うつ病の診断を受けると共に終夜睡眠ポリグラ
フ検査（PSG）で閉塞性睡眠時無呼吸症候群（OSAS）と診断され，持続
陽圧呼吸器（CPAP）の使用を睡眠中に始める（CPAP療法は現在も継続
している）。不眠に対する不安が強く薬剤調整の難しい時期が続いた。X
－2年にBクリニックに転医するが，薬物療法の効果は乏しく，ご本人か
らrTMS治療を受けてみたいとの申し出があってX年12月に紹介されて当
院に入院となる。

　入院直前のHAMD－17検査は16点であったため，rTMS療法の保険適
用の条件を満たした。また入院時には抗うつ薬としてボルチオキセチン
20mg/日とミルタザピン45mg/日を，入眠導入と睡眠維持目的にてフルニ
トラゼパム2mg/日とレボメプロマジン100mg/日をそれぞれ服用してい
た。使用中のCPAP機器を持参され個室に入院したので，部屋でそれを

使っていただくことになった（CPAPは使用時の音がそれなりに大きいので大部屋では使用が難しい）。

そして，例によって長期にわたって夢を見ることはほぼなくなっているとの発言も見られた。

睡眠以外に困っている点としてここ数年間，夜間の睡眠中に少なくても３日に１度は尿失禁が起こることを挙げられる。そしてその対策のため入院時に紙パンツを持参している。表情の変化は乏しく，他人の目には不機嫌そうに映ることが多い。

前述のように抗うつ薬のミルタザピンは覚醒を抑える作用が強く，それを活かして寝る前に服用するケースが多い。その薬を最大使用量にて服用されている。また抗精神病薬のレボメプロマジンは鎮静作用がひじょうに強いが，この方の服薬用量は比較的高い。他院での処方内容を見るだけでもＬさんが極度の不眠に悩まされてきたことが推測できる。当院入院中も他院での処方内容を継続しながら，朝起床後に約40分程度の高照度光療法を自発的に受けつつ，rTMS治療を行っていった。30回終了時のHAMD－17の点数は６点まで下がり，結果的に寛解の域に達した。まず最初にrTMS治療後の自己評価尺度の症状自覚項目で，改善した項目としなかった項目を見ながら今回の治療の結果分析を試みる。

文頭に○をつけているのが，治療前の自覚症状の項目である。この○はその感覚が欠けた状態に今はあるとの意味である。回数欄の数字は，それがよくなってきたと自分で感じた時点でのrTMS治療の回数である。眠れるようになってきたとの項目に○が入っていないが，当然眠れないとの主訴がある。５回と21回と29回に複数項目でチェックが入っている。５回目の項目をよく見ると，抑うつ気分の改善を示しているようである。今までの症例で話してきた流れで考えると，過活動になった扁桃体機能を抑える内側前頭前野の機能改善がイメージされる。21回目はどうであろう。正の情動の中心となるドパミンの放出が増えてきたイメージかもしれない。それを裏づけるかのように，数年間消失していた夢見がrTMS治療期間の前

自己感覚の自己評価メモ

rTMSを受け続ける過程で下記の感覚を自分で感じた場合は、それが何回目の
終了時点なのか、あるいは何月何日の時点なのかを記入してください。

患者氏名 ＿＿＿＿＿＿　　初回の治療日 ＿＿＿＿＿＿＿＿

	感　　　覚	何回目	日　付
	イライラが減ってきた		
○	不安が減ってきた	5	
○	ゆううつな感じが減ってきた	5か月	
○	何も手につかない感じが減ってきた	5	
○	根気が出てきた	29	
○	興味の範囲が広がってきた		
○	喜びの感情が出てきた	21	
○	生きがいを感じるようになった	29	
○	視界が開けてくる感じがした	21	
○	活字を読むのが楽になってきた		
○	意欲が出てきたのを感じた	21	
	眠れるようになってきた		
○	計算能力が改善してきた		
○	ものを覚える記憶力が改善してきた		
○	楽しかった昔のことを思い出すようになってきた		

半時期に出現し，次第に毎日夢を見るようになったと言った。では29回目
は？　作業記憶を担う背外側前頭前野自体の機能回復を予感させる。保険
診療では30回がMAXなので，残念ながら30回で終了しなければならない
が，もう少し続けることができたならその他の項目もおそらく改善が見ら
れたと思う。最初のストループテストでの機能水準は低く，治療によって
やや上向きになっているがそれでも十分とは言えない。認知機能の回復に
はまだ時間がかかるだろう。

　もうひとつ特筆すべきことは，睡眠中の尿失禁が全くなくなったことで
ある。慢性疼痛の女性の症例の中で尿意を感じない仕組みを考察したが，
睡眠中の尿失禁にも前頭葉が関係しているかもしれない。排尿抑制の上位

中枢が前頭葉の背外側部あたりにあり，排尿を我慢する時には膀胱の知覚神経からの信号を脳の抑制中枢が処理して膀胱収縮の抑制信号を膀胱に送り返すループが働く。睡眠中に背外側前頭前野の機能が下がる話は何度もしてきた。うつ病のため覚醒時でもその機能が下がっている人が眠りにつくと，さらにもっと下がって結果的に夜間の尿失禁につながる。夜間の尿失禁がなくなったのは，rTMS 治療によって前頭葉の排尿抑制中枢の機能が回復したからかもしれない。脳血管障害による尿失禁は不可逆性に陥りやすいが，うつ病による場合は可逆性が期待できそうだ。抗うつ薬の副作用で末梢のレベルにて尿閉を起こしやすい。それに相殺されてうつ病での尿失禁の症状は臨床上，案外目立たないのであろう（あるいは恥ずかしいので医療者も含めての他人にご本人は言いにくい？）。自分でコントロールできない尿失禁ほど屈辱感や羞恥心，抑うつに直接つながるファクターも少ないと思われる。WHOQOL26の心身領域の満足度向上にも尿失禁の改善はつながっている。泌尿器科領域にも rTMS 治療は今後広がっていくかもしれない。

　また，治療が進むに従って周囲に不機嫌そうに映っていた表情が次第に柔和な表情へと変わっていった。このあたりは慢性疼痛の２症例の方とも一致する変化である。最後に心理検査の結果の推移を示して，この症例の紹介を終了とする。

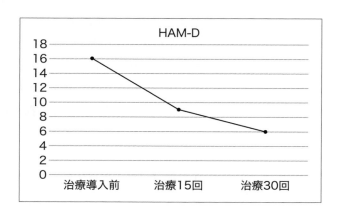

＜検査結果＞

● HAM-D（17項目版ハミルトンうつ病評価尺度）

	治療導入前	15回終了時	治療終了後
得点	16	9	6
うつ病の程度	『中等症』に該当	『軽症』に該当	『正常』に該当

● PHQ-9

	治療導入前	15回終了時	治療終了後
得点	22	6	7
うつ病の程度	『重度』に該当	『軽度』に該当	『軽度』に該当

● 新ストループ検査 II

	本人結果【1回目】	本人結果【2回目】	本人結果【3回目】	標準年齢集団（SD）
課題1（正答数）	37	37	43	62.67（7.13）
課題2（正答数）	35	34	34	56.44（7.10）
課題3（正答数）	23	27	29	44.77（5.83）
課題4（正答数）	20	22	23	42.18（6.24）

※各課題の得点が高いほど，情報処理が早く，集中力が高いことを表す

● WHOQOL26

	本人結果【1回目】	本人結果【2回目】	本人結果【3回目】	40代男性平均値
身体的領域	2.00	2.71	3.00	3.51 ± 0.50
心理的領域	1.67	2.67	3.17	3.33 ± 0.59
社会的領域	1.67	2.33	2.33	3.10 ± 0.57
環境領域	3.00	3.63	3.38	3.09 ± 0.51
合計	2.12	2.50	3.08	3.24 ± 0.43

※各領域の点数が高いほど，該当する領域の満足度/QOLが高いことを示す

　筆者がうつ病のrTMS治療を始めてから遭遇した様々なケースの一部を紹介してきた。あまり変化が見られなかったケースも確かにあったが，少なくても開始前より悪くなったケースはなかったように思われる。当院の入院治療でのうつ病寛解率は約60％である。

　河合先生が「CPAPミラクル」と呼ばれたのに倣って，筆者はこれを「rTMSマジック」と呼ぶことにする。この場合のマジックは魔術ではなく，手品のほうである。「CPAPミラクル」は極めて稀に起こるからこそミラクルなのだと河合先生は述べられる。そして治療者側が「ミラクル」を期待するあまり，逆にミラクルが起こらなかった大多数の他の患者さんに冷たく接してはならないと諭される。ミラクルが起こる条件は現に存在する症状が重症であり，かつ症状の原因がすべて無呼吸・低呼吸によって引き起こされていることである。もっともな話だと筆者も同感する。病気が医療者側の予測に都合のよい形だけで現れることは稀であろう。だから「CPAPさえ装着すれば人生が変わりますよ」と治療前に軽々しく言ってはならないし，「rTMS治療さえ受ければうつ病は治りますよ」と無責任なことを言ってもならない。どちらも個々の人に対して実際にやってみるまで結果はわからない。マジックには種と仕掛けがあるが，「rTMSマジック」は普通のマジックとは違う。マジックを行っている治療者にも，その種と仕掛けがよくわからないのである。よくわからないものを行おうとする人も少ないだろうし，よくわからないものを受けようとする人も当然少ない。我々rTMS治療に関わる者にとって不思議に感じる，rTMS治療が予想外に巷に普及しない根本の原因，それはここにありそうである。

　筆者がこの分野に臨床で携わってから幸いにも多くのうつ病患者さんに出会えることができた。その経験から抽出した考えを今回この書籍でアドバルーン（広告用係留気球）として揚げてみた。このバルーンは広告用なので，掲げた推定理論には誇大（妄想的？）広告の部分もあるだろうが，治療の結果で起こった現象については一切虚偽的な報告はない。臨床では実践と実戦を経て得られた結果を土台に，論争の末に新しい理論が構築されるべきである（なぜrTMSで脳内のドパミン放出が増えると筆者が提唱

するのか，それは他にもそう言う人がいるよという理由だけではなく，3つの臨床所見が観察されるからである。ひとつは夢見の回復，もうひとつは痛みの感覚の変化，最後にパーキンソン病における歩行状態の急激な変化である。これらの変化はドパミンの放出増加という現象がrTMSで生じていれば説明がつくが，もしそうでなければ別の共通のパスウェイを見出す必要が出てくる）。

　今後，スマートな治療メカニズムが新たに発見され，それが確立されるようであればC国の（スパイ？）観測気球がU国のジェット戦闘機に撃墜されたごとく，このアドバルーンをN国の対外的常套句どおり無慈悲に撃墜していただいて構わない。ジェット戦闘機好きの筆者としては，まさに本望。役割を終えた，老いた広告塔はただ静かに消え去るのみである。

実践と実戦を経ての実感：「うつ病とは……」，「rTMS療法とは……」

　rTMS療法の実践と実戦を介して更新された筆者のうつ病に関する個人的概念，それにrTMS療法がどう関わるかを最後にもう一度まとめ，この本の主要な部分を終えたい。

　うつ病は極端に強い急激なストレス，じわじわ繰り返し刺激を与え続ける慢性のストレス，脳内の炎症のほか体内の離れた場所での炎症反応，その他の複合的要因により正常な脳内の神経回路の一部がダメージを受けることから始まる。生体のレジリエンス（回復力，弾性）が十分に保たれていればうつ病の発症には至らないが，レジリエンスを超える大きなダメージに至ってしまうともはや自動修復が望めなくなる。回路の異常に基づく症状は最初はあまり目立たないが，ダメージが前頭葉を巻き込んでくると多彩なうつ病の症状が一気に花開いてしまう。海馬の障害による記憶力の低下はより顕著となり，扁桃体の過活動は平凡な日常の世界から情動的に負に彩られた世界へと患者を連れ去る。脳の司令塔である前頭葉の正常な視覚処理が効率的に行えなくなった場合，外界の空間はいびつに形を変え，鮮やかに映っていた外界の世界は色を失い，クオリア（質感）が薄れて現実感も次第に薄れていく。目立たないので気づきにくいが，他の感覚

処理機構についても不具合は生じているであろう。新しいことを記憶して学び，世界の中での自分を更新する作業ができなくなれば変貌していく世界で他者との関係性を失い，孤立した自分の姿しか見えなくなっていく。古い記憶の想起は海馬の支配ではなく，前頭葉（背外側部）の支配を受けている。その機能低下により，抑うつ気分に沿ったネガティブな過去の記憶ばかりが自然に想起されてしまう。ネガティブな思考の反芻は過度の不安と不眠を引き起こし，夢見まで失うとネガティブな記憶を中立のレベルに置き換える睡眠中の再処理ができなくなり，覚醒時の自分に負のラベルを張り続けることになる。

　一方で扁桃体の機能に連動して眼窩前頭前野の機能が上がれば怒りの情動が亢進し，また反応的な衝動性が増す。島皮質に影響が及べば内受容優位へと傾き，関心の焦点はネガティブの衣をまとった自己の体やすべてが黒歴史に思えてしまう自分史の反芻へと向かう。空腹も感じられず，温度も把握できなくなり，外界と自己との境界も不鮮明になっていく。そこから派生して浮かんでくる現実認識も未来像も変容した過去の記憶同様，永遠に続く深い闇に閉ざされたトンネルの世界だ。周囲から孤立した絶望的な感覚の中で怒り，衝動性，自己嫌悪と自己否定が混沌と入り混じった状況によって希死念慮が蠢き始め，場合によっては自分でも予知できない突然の衝動的な自死行動へとつながる。

　前頭葉の機能不全で実際に排尿コントロールなど身体面での機能不全が連鎖的に引き起こされ，自己身体へのイメージはさらに悪化していく。負の情動の持続はドパミン分泌の減少を招き，正の情動レベルを引き下げるとともに場合によっては夢見の欠失を招く。下行性疼痛抑制経路の破綻により身体の痛みを強く感じ，自分の体の不調を誇張された形でさらに実感する。前帯状回でのドパミンの減少も痛みの感覚を強め，同時に頭が空白となり，考えたり話したりするのが苦痛になる。集中力の選択性が効かなくなり，本来必要のない周囲の雑音まで頭から離れなくなって世界の混沌さを強く感じる。

　また，ドパミンの減少は前頭葉内側部の神経細胞のシナプスの消失を促

進し，神経細胞の維持・成長を阻害する。それにより扁桃体の過活動を抑えられなくなりうつ病のループから自力で逃れることができなくなってしまう。ドパミンの欠乏は文字どおり夢と希望を消し去る。

　また，上記のことは，同時に解決しなければならない複数の現実的な課題が生じ，前頭葉自体が容量オーバーになって機能不全に陥ったケースでも同様に起こり得る。前頭葉はループを描く形で様々な脳内，脳−身体間の回路に関わっている。複数の課題が同時に俎上に載れば作業記憶に混乱が生じ，続いて遂行機能が障害される。思考や動作は一貫性を失い，ちぐはぐな印象になる。それに伴い辺縁系が過剰に興奮して理性より感情に基づく行動が増え，日常生活や社会生活に適応できなくなっていく。

　発現したこれらの病的状態に対してrTMSはその流れを逆に押し戻す感じでレジスタント（抵抗）機能を発揮する。レジスタントによりレジリエンスの再起動スイッチをうまく押せれば，長期に持続していたうつ病の症状は寛解へと向かい，そうならなければ寛解までには至らない。rTMSは短時間のうちに脳幹を介してドパミンを側坐核，前頭葉皮質に向けて放出する。それにより過剰な身体の痛みと心の痛みは抑えられ，負の情動から正の情動へとベクトルが傾き，意欲の改善と活動性の向上へと結びつく。内側前頭前野の修復により扁桃体の過活動が治まれば，抑うつ気分や過度の不安も消えていくだろう。扁桃体の活動が下がればコルチゾールも減少し，海馬の機能も回復する。あるいは，ミクログリアの暴走を止めることでも内側前頭前野と海馬の機能は回復し，脳内炎症の終息で代謝経路の切り替えが起こって減少していたセロトニンが増加に転ずる。内側前頭前野の修復とドパミンの正常放出パターンが戻ることで，夢見を失っていたケースでは夢見が回復する。

　そして，さらなる時間をかけて前頭葉内の回路のつながりが回復して，うまくいけば遂行機能や作業記憶を含めた認知機能全体を大幅に改善できる。海馬との連携もうまく取れるようになって記憶の問題も解決する。しかし抗うつ薬での治療でも同じだが，rTMSでも回路を元通りの状態までには戻せないであろう。あとは残っている不具合の回路部分を正常な別の

回路がどこまで代償できるかにかかっている。代償回路がうまく働き続ければうつ病は治癒を迎えるが，それが十分でなければその後も再発リスクを抱え続けることになる。

　以上が，今の筆者が思い描くうつ病の発症から回復までのイメージ病像である。もちろん，うつ病だからといって上記のすべての要素を含むわけではなく，濃淡を伴ってモザイク状に症状は散りばめられる。また，神経回路は複雑に絡み合っている。同じ神経修飾物質が放出されても，相手先の神経細胞にある受容体の種類によって興奮性の刺激にもなれば抑制性の刺激にもなり，その結果は正反対になる。それが回路の理解を余計にややこしくさせる。そういう背景があることも理解した上で，うつ病のrTMS療法とは脳の可塑性に働きかけ，人体が潜在的に有する回復力の再起動を促す治療法であると定義しよう。

　そしてうつ病からの回復の要諦は，うつ病症状を引き起こしている脳内回路のどこかの部分に干渉をかけることにありそうだ。うつ病の認知行動療法は抑うつ気分の中でひずんで偏向した物の見方や捉え方，それを前頭葉の認知機能の可塑性や柔軟性に働きかけて新しい変化を促す。そして認知機能の向上で扁桃体の過活動を抑えつつ，修正された認知に基づき症状的な行動から正常な行動へと導こうとする。これもある種の回路の矯正とみなすことができる。

　最近人気の高いマインドフルネスは「今・ここ」を外的に見つめなおす感覚に全集中することで成り立つ。内受容優位で黒歴史の情動に満ちた過去，闇に閉ざされた未来へと引っ張って行かれるのを抑えながら，外受容を総動員して「今・ここ」に留まろうとの努力を続ける。内受容と外受容のバランスが回復し，疲れ切っている前頭葉に余裕が生まれてくればそれが回路の回復へとつながっていく。

　では，いにしえの昔から行われている水行はどうであろうか。海での水行ではまず海に入って身を清めて禊を行う。次に，海のそばにある神社に病気の治癒祈願を願う参拝を繰り返す。「気鬱」の病には効果があったと

の口伝が今も残っている。うつ病で内受容優位になっている時，早朝の冷気や冷水に浸かればそれが外受容の刺激となり，両者のバランスの回復を起こせるかもしれない。その回復が別の回路にも及ぶことで，うつ病がよくなることが予想される。当然のことながら，体を動かして運動をすれば睡眠の状態は良くなり，脳由来神経栄養因子BDNFも増えていく。また，水行では入水と神社へのお参りというセットパターンをリズミカルに何度も繰り返す。このような反復リズム運動は脳内のセロトニン分泌を高めて作用を強化する。シナプスで増えたセロトニンがBDNFの産生を二次的に増やし，傷ついた神経細胞とシナプスの修復へとつなげる。

　儀式の形を借りたこのような治療法は，古代の人たちが長い試行錯誤の経験から編み出した知恵であろうか。水行など原始的で野蛮だとか愚かな迷信だと安易に決めつける前に，現代人には謙虚に現在のプリズムを通して過去を見つめなおして教訓を汲み取り，歴史から学ぶ努力と姿勢が必要である。

　歴史と病気の話で今の筆者のお気に入りは，歴史マニアの一部の頭痛専門医の先生たちも唱えておられる「卑弥呼は天気痛（気象病）だったのでは？」との学説（？）である。鼓膜の奥の内耳に気圧を感じ取るセンサーがあり，ここが敏感であれば気圧を感知する能力が人より長けるようになる。そして常人では感知できない，はるか離れた地域での低気圧の到来を自分に起こる偏頭痛という形で知ることができる。もちろん弥生時代の人たちにそこまでの知識はないが，経験的に自分に頭痛が起こった後に雨がよく降ることぐらいはわかるだろう。

　ある村で，その村のある少女に頭痛が起これば，その後に雨がよく降るとの噂が流れた。それを知った村の長（筆者の勝手なイメージでは木の杖をついている腰が曲がった老婆……失礼！）が少女を召し出し，その能力を利用しようと考える。カリスマを得るためには，常人のできぬ奇跡を演出することが必要である。少女は宮殿の奥深くに閉じ込められ，誰もその姿を見ることが許されなかった。これは神秘性を高める重要な要素である。

　農耕が始まった弥生時代の人々の最大の悩みは水問題である。雨が降るか降らないかは，人々の生死に関わってくる。もし雨を降らせることができる人間がいれば，奇跡の演出者として，王にだって，場合によれば神にだってなることができる。日照りが続き，思い余った村人たちはその少女が住む家へ雨を降らしてほしいとの請願に出かける。卑弥呼になる前の少女を支える取り巻きたちがその願いを聞き入れ，巫女が雨乞いの儀式を行うのでしばらく待つようにとの返事をする。後は少女に偏頭痛が起こるのを待つだけである。

　偏頭痛が起こる直前に前兆（アウラ）が出現するケースがある。目の前がチカチカしたり，キラキラしたり，ギザギザの星のようなものが見えるのだ。ギザギザの稲妻のような光が見える現象を今の医学では閃輝暗点と呼ぶ。稲妻は天候を象徴する事象であり，神の力の象徴でもある。この異常感覚を伴う前兆こそ，見えざる神のお告げのように当時は捉えられたのであろう。

　巫女の重臣が村人に「巫女様のご祈祷によりご神託が告げられた。皆の衆，まもなく雨が降るぞ‼」との言葉を伝え，その数日後に予言通りに雨が降る。この秘密の儀式は鬼道とも呼ばれ，奇跡の演出者として巫女様は特別な存在とみなされていく。武では人間を抑えられても，自然には全く歯が立たない。自然を抑えられる（ように見える）人間こそ，武の王を超える神に近い存在の王になれる。崇拝者たちの神輿に担がれた巫女様は卑弥呼として人々からも崇められ，彼女とその弟はやがて大国の女王と王へと出世する。

　ここで重要なのは人々が誰もその儀式を見ていないことである。本当に卑弥呼が祈祷をしたのかさえわからない。卑弥呼の弟しか卑弥呼には会えない仕組みになっていたという。卑弥呼の声はその弟しか聞くことを許されず，食事もすべて弟が運んでいた。ひょっとすると卑弥呼なる人間は最初から存在していなかった可能性まで出てくる（その割に宮殿で卑弥呼に仕える召使の女性は1,000人もいたらしいが，いったい彼女たちは何をしていたのだろうか）。

　閃輝暗点は血管の収縮により後頭葉の視覚野の血流が減少し，視覚の処理がうまくできなくなったことが原因であると考えられる。この血管の収縮にはセロトニンが関わっている。セロトニンの名前はserum（血清）とtone（調子）に由来し，血小板から放出されて血管を収縮させる作用がある。セロトニンのほとんどは脳内ではなく脳外で働いている。血管の収縮で閃輝暗点が生じ，その後の反動で逆に血管が拡張した時に偏頭痛の痛みが生じるという構図である（フィクションの中でのだいたいのイメージなので歴史と医学の専門家も細かいことは言わないようにしよう！　邪馬台国阿波徳島説も地味にあるが，これは本題から逸れすぎるのでこの本の爆売れで続編の機会に恵まれた時に乞うご期待!!）。

　医学と天気予報が発達した今なら，「偏頭痛で苦しまれてお気の毒」との同情を周囲から持たれるであろう。しかし当時であれば，神に仕える女王にまでなれた卑弥呼は，世の女性たちの尊敬と憧れの的であったに違いない。周囲の人が抱く二次の情動は当時と今では大違いである。ところで肝心の卑弥呼自身は果たして幸せだったのであろうか。栄耀栄華を極めた立場であれば卑弥呼は幸せだっただろうと言えるし，弟にしか会えない極端に狭い窮屈な世界で生き続けたのであれば幸せだったとは言えない気もする。でも，1,800年後も面識のない自分のことをあれこれ想い巡らしてくれる多くの歴史ファンがいるので，そういう意味では幸せな人だとやはり言えそうである。

　上記の例のように，「病気＝不幸せ」との構図が正しいとは断言できない。うつ病でもそれは同じである。長らく続いたうつ病相の闇から回復する過程で人は新しい光を感じ，自分が生まれ変わったように感じるかもしれない。この感覚は至福の喜びを与えてくれることさえある。うつになったから自分はダメだと悲観する必要は全くなく，遺伝的にプログラムされている正常な生理的反応が起こっただけだと認識すればよい。

　そして，この病気には他の精神疾患には少ない希望の光がある。「こうやって自分で統合失調症を治した！」との体験談はほとんどないが，「こうやって自分でうつ病を治した！」との体験談や体験本は巷にあふれてい

る。これは重症化する前のうつ病では，自分の思考や行動次第で脳内回路に干渉をかけられる方法がいくつかあることを物語っている。回復への道は決して一本道ではない。とは言ったものの，筆者にもこの題名でこの本を執筆している立場がある。そこで本題の結論として……，考案されてきた数あるうつ病治療の方法において，いろいろな意味でハードルの高いECT（電気けいれん療法）を除き，現時点で一番有効性が高そうなもの，それは「局所的に神経細胞の発火を促し，連鎖反応的に広く回路への干渉を浸透させていくrTMSである」と日本の戦後処理を連合国が身勝手に決めた「カイロ宣言」に倣い，筆者も誠に僭越で身勝手ながら，ここで「回路宣言」を行い，若干の雑感を書き残して「実践＆実戦　rTMS療法うつ病編」の幕を閉じることにしよう。

📖 コラム⑬　　　宇宙での大航海時代は……来ないかもしれない?

　小生世代の宇宙のイメージは,「宇宙戦艦ヤマト」「宇宙海賊キャプテンハーロック」「銀河鉄道999」の3点セット,少し遅れて「機動戦士ガンダム」シリーズであろうか。ガンダムは地球近くでの宇宙空間が舞台になるが,その他は太陽系をはるか離れた銀河での物語である。まさに宇宙での大航海時代にふさわしい物語であり,「いけいけ,どんどん」の高度経済成長期に生まれ育った日本の少年たちの心を鷲掴みにしたものである。

　いつまで経っても精神的に成長しない小生が,無重力(微小重力)体験をしたことを先に述べた。大型輸送機の急上昇,急降下の繰り返しによって生み出される重力の変化は,体にとって相当に過酷である。微小重力を生じさせるこの飛行法をパラボリックフライトと呼ぶ。宇宙飛行士の古川聡さん(古川さんは元外科医)にお聞きしても,数ある訓練の中でこのパラボリックフライトが一番きつかったと言われた。だが,訓練を重ねればある程度は克服できそうな気がしたのも事実である。

　輸送機に同乗していたマーク・シャトルワース氏は,微小重力状態で見事に宇宙服へと着替えていたが,(莫大な私財を費やして)何度も訓練を重ね続けた賜物であろう。余談であるが,シャトルワース氏が滞在した国際宇宙ステーション(ISS)内の環境も実は無重力ではなく,微小重力である。地上からの距離が400kmにあるISSでも,まだわずかに地球の引力の影響を受けるので,完全な無重力とは呼べないそうである。

　ところで,宇宙飛行士である若田光一さんが,国際宇宙ステーションで「線虫」の研究をされていたのはご存じだろうか。地球上では活発に動いている線虫であるが,宇宙で生育した線虫は動きが悪く筋肉タンパク質やミトコンドリア代謝酵素の低下による運動能力の減弱が認められていた。その原因がつい最近判明した。東北大学教授の東谷篤志先生らの報告で「宇宙無重力環境,ならびに地上での疑似微小重力環境で慢性

的な浮遊状態（接触刺激の低下）においた線虫では，ドパミン量が減少し運動能力が減弱する」ことが明らかになった。

　人間でも宇宙空間での長期滞在で筋肉量が大きく落ちることが知られている。また，宇宙空間で人間のドパミンの濃度が下がるなら，抑うつ状態までには至らなくても意欲の低下や興味関心の低下へとつながり，月や火星まで目指すのが精一杯となって太陽系外の惑星を有人で目指すことは難しくなりそうな気がしてきた。宇宙空間で低下した線虫のドパミンであるが，その生育環境内にビーズを置くと，それにぶつかることで線虫のドパミン放出が増加することが実験で確認された（線虫にはそもそも脳がない）。人間も適度に困難な壁にぶつかると，脳内にドパミンが放出されて，行く手に立ちふさがる壁を乗り越えようとする活力を生み出すのであろうか。これは経験的にありそうな話である。

　逆に適度ではなく過度に大きな壁にぶつかった時には，人間のドパミンの放出が極度に低下するのではないかという話を今までしてきた。線虫にとってのビーズの役割を担えるのは，人間にとってrTMSということになるのかもしれない（かなりひいき目の意見とは小生も重々承知……）。

　小さな線虫（C.エレガンス）は，人間のがんの早期発見目的で医療の世界でも現在華麗に活躍中である。これからさらに研究が進んでいけば，脳神経領域，精神疾患関連の領域においても新たな「船中八策」ならぬ「線虫発策」を授けてくれることであろうと期待している。

16. 患者さん・ご家族の疑問に答えるQ&A集

　ここからは実際に治療を受けられるうつ病の患者さんやご家族の立場で，rTMS治療に関して寄せられた質問や疑問についてお答えしてみようと思う。もちろん筆者はrTMS治療における単なる一施行者に過ぎないので，すべてをうまくお答えできるか自信はない。どうしても概略的な話になるので，さらなる詳細は実際にrTMS治療を受ける予定の医療機関に直接質問されることをお勧めしたい。また繰り返しになるが，ニューロスターという治療器で定められたプロトコルに従ってのうつ病治療に限定した場合の話であり，他のrTMS機器についてはよくわからないので，コメントできない旨を付け加えておく。

Q：rTMS治療が左側の背外側前頭前野という場所の機能を上げる仕組みはわかりました。でも，そこの機能がそもそも下がっていない場合は効果が期待できないのではないですか。

A：もっともなお話だと思います。抗うつ薬の説明をする際に「あなたの脳内のセロトニンが減っているので……」と説明すると，「どうしてそれがわかるのですか」との質問を逆に受けて治療者がタジタジになってしまうのと同じ感じであります。

　　前頭葉の機能をストループテストで間接的に調べていますが，うつ病でも数値が標準以上に高い方がおられます。そのような方にrTMS治療を行って，果たしてよくなるのであろうかとの疑問を持ちながら行ったこともありますが，結果的にうつ病の病状は寛解状態に至りました。また，ストループテストの結果が治療前よりさらに向上して驚いたことがあります。それ以来，ベースの数値に惑わされず施行することの大切さを学びました。その方のストループテストとHAMD-17の点数推移のデータを次頁に示します。もともと頭の働きがシャープで「賢い」との印象を受ける方ではありましたが，こういう実例もありますので「うつ病では左側の背外側前頭前野の機能が下がっている」との無言の前提で行うほうがよさそうです。ストループテストの各個人の基準値は高〜低までかなりの幅があります。

● 新ストループ検査 II

	治療導入前	15回終了時	治療終了後	40代平均（+1SD）
課題1（正答数）	78	83	90	62.67（7.13）
課題2（正答数）	66	64	67	56.44（7.10）
課題3（正答数）	54	63	68	44.77（5.83）
課題4（正答数）	52	56	61	42.18（6.24）
逆ストループ（干渉率）	3.7	22.9	25.6	9.78（7.35）
ストループ（干渉率）	15.28	11.1	10.3	5.50（10.04）

※各課題の得点が高い程，情報処理が早く，集中力が高いことを表す

〈HAM-D（17項目版ハミルトンうつ病評価尺度）〉

評価項目	検査実施日		
	1回目	2回目	3回目
01 抑うつ気分（悲しみ，絶望的，ふがいなさ，無価値感）	3	1	0
02 罪責感	1	0	0
03 自殺	1	0	0
04 入眠障害（睡眠初期の障害）	2	1	1
05 熟眠障害	2	1	0
06 早朝睡眠障害（睡眠末期の障害）	2	1	1
07 仕事と活動	3	2	1
08 精神運動抑制（思考・発話の遅鈍；集中困難；運動機能の低下）	0	0	0
09 精神運動激越	0	0	0
10 不安，精神症状	1	1	0
11 不安，身体症状	2	1	1
12 身体症状，消化器系	1	0	0
13 身体症状，一般的	1	1	1
14 生殖器症状（性欲の減退，月経障害など）	2	2	2
15 心気症	1	1	0
16 この1週間の体重減少	0	0	0
17 病識	0	0	0
17項目版ハミルトンうつ病評価尺度　合計得点	22	12	7

※基準値　0～7点：正常／8～13点：軽症／14～18点：中等症／19～22点：重症／23点以上：最重症

Q：磁気刺激で感じる痛みとは，具体的にどのようなものですか。誰
　　でも我慢すれば耐えられるものでしょうか。

A：4秒間の連続した磁気刺激のパルスを1回の治療で75回繰り返す
　　わけですが，その時の感覚は指で頭をはじかれるような感じで
　　す。人生で初めて受ける感覚なので，誰でも当初は戸惑いと違和
　　感を覚えます。しかし，受けているうちに次第に慣れてくること
　　が多いようです。その理由として，あまり機能していなかった下
　　行性疼痛抑制経路が機能を上げていくことで痛みの感受性を下げ
　　るのではないかと筆者は考えています。最初に運動野での刺激に
　　対する指の動きで，治療を行うにあたっての基本的な出力が決ま
　　ります。それをSMTと呼びますが，基準となるその出力の120％
　　での出力で左背外側前頭前野を刺激するプロトコルになっていま
　　す。出力の調整は80％まで下げられるので，当初は低い出力から
　　始めることができます。プロトコル上は速やかに120％まで上げ
　　ていくことが推奨されていますが，本人が痛くて受けられないの
　　であればそう決まっているからといってもできないですし，無理
　　矢理するものでもありません。そもそも，最初のSMTが高くな
　　れば刺激出力が必然的に高くなってしまいます。受けられる方が
　　許容できる出力で行うべきなので，その調整を行えばまず心配は
　　ないと思います。

Q：治療中は，40分間ほどじっとしていないといけないと聞きます。
　　果たしてじっとすることができるでしょうか。

A：最初の位置決めで決めた左背外側前頭前野の特定部位を毎回刺激
　　することに決まっています。そのため，コイルを当てる部位がず
　　れないように椅子に座って体と頭をある程度，固定しなければな
　　りません。固定といっても，紙のテープで頭の位置を固定する形
　　なので，逆に動こうと思えば誰でもそこから動いて座っている椅

子から降りることもできます。慢性疼痛併発の患者さんもパニック障害併発の患者さんも，最後まで動かずに治療ができたので大丈夫だと思います。また，体の動きなどで磁気刺激の時間中にコイルが頭皮から外れた場合，その際のパルスは機械によって自動的に無効とカウントされ，治療終了後に無効分を追加にてもう一度補足で行うことになっているので，コイルが外れても大丈夫です。治療中はかなり大きな音がするので，聴力保護のため耳栓をつけていただくことになっています。

Q：うつ病でrTMS治療を保険適用で受ける際の条件について，もう一度教えてください。

A：まず当然のことながら，うつ病との診断を医療機関にて受けていることです。次に，rTMS実施医療機関においてHAMD-17の評価で14点以上，中等症以上のうつ病であると診断されることです。そして，少なくとも1種類以上の抗うつ薬を服用しながらrTMS治療を受けることです。以上のことが基準となります。「薬を飲みたくない。薬に頼りたくない」との理由でrTMS治療のみを希望される方がおられますが，今の日本の現状ではこの治療は薬物療法を補う補助的な治療法との医療上の建て付けのため，上記の条件を遵守することになっています。また，脳の発達過程を考慮して18歳以上の年齢でなければ受けることができません。

Q：うつ病と診断されてもrTMS治療を受けられない場合について教えてください。

A：HAMD-17の点数が13点以下の軽症うつ病の場合は，基準を満たさないので受けられません。また，脳に興奮性の電気信号を引き起こすので，てんかんの既往のある方，てんかん治療中の方は除外されます。脳動脈瘤の治療処置などで脳内にクリップやコイル

が留置されている場合，心臓にペースメーカーが埋め込まれている場合，歯科用インプラントの埋め込みも安全性の観点から治療できないことになっています。その他にもいくつかの体内埋め込み型の人工物には禁忌があるので注意していただきたいと思います。磁気刺激での治療時間中は眼鏡やイヤリング，ピアスを外して受けていただくことになります。視力のよい方はテレビを観ながら受けていただいても構いませんし，好きな音楽を部屋に流して聴きながら受けることも可能ですが，このあたりは各施設によって取り決めが異なると思いますので，事前に担当医師と相談してください。また，「死にたい」との強い気持ち（希死念慮）が持続的に続き，自死につながる可能性が高い人には向きません。この治療法は，あくまでも現状を打開して生き続けたいと願う人が積極的に受けるための治療法です。希死念慮が強くて目が離せない場合は，電気けいれん療法（ECT）が可能な病院に入院して治療を受けることをお勧めします。

Q：躁うつ病という病気もありますが，躁うつ病にも rTMS 治療は効果がありますか。

A：躁うつ病は双極性障害とも呼ばれ，うつ病とは別の病気だと考えられています。薬物療法でも，うつ病は抗うつ薬中心，躁うつ病では気分安定薬を中心に使用します。ただ，うつ状態の時はうつ病と躁うつ病の区別はつきにくいものです。そして，躁うつ病を発症した時，最初の病相はうつ状態で出現することが多く，それまでに躁状態が存在した既往を確認できなければ，その時点ではうつ病としての診断，治療が行われます。また，躁状態が現れていても軽い躁状態であることも多く，本人も周囲も今までの躁状態に気づいていないことがありえます。うつ病との診断で当院に紹介されて rTMS 治療を受け，後に躁状態が現れたケースがありました。その時点で，診断はうつ病から双極性障害へ変更となり

ます。rTMS治療終了時，この方のうつ状態は寛解レベルに達していたので効果はあったと思います。治療中，他覚的には明らかによくなっていたのですが，自覚的にはそれほどよくなっていないと言われ続けていたのが印象に残っています。もしかすると，rTMS治療中の他覚的な評価と自覚的な評価の乖離が，うつ病と双極性障害の鑑別に役立つかもしれません。双極性障害に対するrTMS治療のプロトコルは現在研究中と聞きますが，実際に社会実装されるのはまだかなり先になりそうです。

Q：貴施設でのrTMS治療におけるうつ病の寛解率はどの程度でしょうか。

A：現時点での当院のrTMS治療のうつ病寛解率は約60％です。純粋なうつ病治療を行う目的で他の精神疾患合併症がある方は，セレクトして治療対象から外す施設もありますが，当院では精神疾患合併症の有無を問わずにうつ病の治療適用基準を満たせば，できるだけ治療を行う方針を採っています。自分の病気を治したい，現状を何とかしたいとの意志があることを重視しているわけです。本人の意思に反して無理矢理行うような治療ではありませんし，治したいとの強い意志が治療によい影響を与えることがわかっているからです。そういう点を勘案しても，他の施設より治療結果は比較的良好のように感じますが，これは入院による生活リズムの確立，自然にあふれた療養環境のよさ，各専門職ならびに病棟職員の親身な対応，高照度光療法の併用など，rTMS治療以外の様々なファクターが入り混じった相互作用の結果だと考えています。

Q：うつ病治療におけるrTMS治療で治療開始前に，効く・効かないが事前に予測できる材料のようなものはありますか。

A：これはあくまで筆者の考えでありますが，長期にわたって夢見が

失われているケース，体内の炎症反応指標が高いケースには効く可能性が高いと思われます。その理由については，提示症例の中で述べてきました。逆に効かないであろうと思われるケースは，すでにECT（電気けいれん療法）を受けて効果が乏しかったケースです。この両者の作用機序には一部オーバーラップする部分があり，実際にECT無効例でrTMSを行ったケースでは治療反応性がよくなかったことを報告しておきます。

Q：保険診療でのrTMS治療は，外来通院で受けることができますか。

A：制度上は外来通院でも治療を受けることは可能です。特に現在通院されている病院がrTMS治療を行っている場合，相談によっては外来での実施が可能かもしれません。ただニューロスターという機器は，1回ごとに使い捨てのコイルを使用するため，コイルにかかる費用が非常に高く，他の医療機関から紹介を受けた患者さんを自院の外来通院にて対応すると採算が取れないのが実情であろうと思います。自院で以前から診療してきた患者さんであれば採算度外視で行うケースもあるでしょうが，他院からの紹介の方は正直外来では難しいと思います。ほとんどの実施医療機関が入院の上で行っているはずです。詳しくは治療を希望される医療機関に直接お問い合わせください。この経営的採算性の低さもrTMS治療普及への妨げのひとつになっているようです。

Q：入院してrTMS治療を受けた場合の費用が気になります。どの程度の費用でしょうか。

A：基本的に入院費にプラスしてrTMS治療の回数分の費用がかかるはずです。よく尋ねられる内容ですが，はっきりとした金額を医師の立場で申し上げるのは難しい状況です。生命保険に入っている方は診断書提出による給付金もあり，高額療養費制度もありますので，実際には驚くような金額にはならないはずです。ちなみ

に，rTMS 治療の 1 回分の保険点数は令和 6 年の改正から 2,000 点になりました。一見けっこうよい金額に見えますが，コイル費用代がそのうちの 50％近くを占めるので，医療機関の実質収入はかなり低くなります。正確な費用は治療を希望される医療機関の事務部門に，概算にて直接お尋ねになるのがよろしいかと思います。

Q：施行 1 回あたりの治療時間ですが，もう少し短くすることはできないのでしょうか。

A：現在，シーターバーストという刺激方法が研究されており，近いうちに導入される予定があると聞きます。この方法であれば現在の治療方法とほぼ同等の効果を維持した上で，施行 1 回あたりの治療時間が劇的に短くなるようです。身体の拘束感が苦手なパニック障害併発の方や持続姿勢で痛みが増強する慢性疼痛併発の方には朗報であり，治療対象の適用拡大と併せて広がることが望ましいと個人的には思っています。

Q：rTMS 治療で寛解に至ったとしても，また再発するのではないかと心配です。再発率はどうでしょうか。

A：rTMS 治療で神経回路を復調できたとしても，そもそもうつ病を引き起こした原因が外部の環境にあるのなら，それが是正されない限りまた再発してもおかしくないでしょう。筆者が寛解して動けるようになったら環境調整をしましょうとお勧めするのは，その理由によります。そこが再発するかしないかの大きなターニングポイントであると考えています。当院で治療を受けた方は他病院からの紹介での入院の方が多く，その後の経過は十分に把握できていません。ただ，再発しても rTMS を再試行した場合の反応性はよいと聞いています。また，rTMS 治療終了後に定期的な維持療法を先進医療の形で受けられる医療機関もあります。維持療法が追加されると再発率は下がるようです。rTMS 治療を受けて

一度寛解に至り，その後に再発して前回とは別のエピソードであ
ると医療機関が判断した場合は，再度rTMS治療を受けられること
にはなっていますが，そのあたりの基準は曖昧な点も多く，最
終的には各医療機関の判断という形になります。維持療法を行う
医療機関については，臨床TMS研究会のホームページを参考に
していただきたいと思います。

Q：rTMS治療を受ける際には抗うつ薬の服用が必要とのことです
　　が，どのような抗うつ薬がお勧めですか。

A：他院からの紹介の場合，服用する抗うつ薬は基本的に前医からの
　　処方内容を継続しています。患者さん自身がrTMS治療の効果を
　　自分の目で見極めるため，抗うつ薬の変更を希望しないケース
　　もあります。正直，どの抗うつ薬がrTMS治療との相性がよいの
　　かは現時点ではわかりません。rTMS治療で効果が見られた場合
　　は，治療終了後も服用中の抗うつ薬を継続することになると思い
　　ますので，その方にとって副作用が少ない抗うつ薬を選ばれたら
　　よいと思います。現在発売されている抗うつ薬は，モノアミンと
　　いう神経修飾物質に働きかけるものが主流ですが，これから新規
　　に発売される抗うつ薬の多くは全く別の作用で働きます。その普
　　及によって，相性の善し悪しがやがてはっきりしてくるかもしれ
　　ません。

Q：rTMS治療は，うつ病，双極性障害以外にどのような疾患につい
　　て効果が期待できそうですか。

A：この質問に関しては，筆者の個人的な見解であることをまず最初
　　に述べておきます。その上で実際に合併症治療として効果のあっ
　　た入眠障害を中心とした睡眠障害，慢性疼痛，パニック障害，
　　PTSDを含めた解離性障害，リストカット行動などが挙げられま
　　す。米国では強迫性障害の治療に使われているので，強迫性障害

もそこに含まれるでしょう。なお強迫性障害の本邦でのrTMS治療については，治療体験者のお母様が書かれた闘病記が星和書店から出版される予定ですので，そちらもよければご参照ください。ドパミン放出の点から考えれば，びまん性レビー小体型認知症の症状の一部にも効果が期待できそうですし，慢性の統合失調症の陰性症状にも効果があるかもしれません。同じくドパミンに関連してrTMSは海外では禁煙治療にも使われており，その他の依存症での治療効果もあるのではないかと期待されます。また，社会の合意が得られた場合には，違法薬物依存からの脱却，条件づけが伴っているであろう逸脱した性的偏重嗜好性の改善など，幅広い社会的問題にも対応できる可能性があります。扁桃体の活動を抑える点では，パニック障害，PTSDの治療効果は高そうです。ミクログリア活性の正常化から考えれば，帯状疱疹後のアロディニアによる痛みの軽減，場合によってはアルツハイマー型認知症のβアミロイド除去の促進と過剰免疫炎症反応の抑制において，理論上候補とはなり得ます。解離性障害，リストカット行動については筆者の数少ない経験に基づくものなので，これが嚆矢となって幅広く検証していただけることを期待しております。

　以上，可能性がありそうなものを並べましたが，同じ病名の病気でもいくつかのサブタイプがありますので，効くケースもあれば効かないケースもある点はうつ病治療と同じです。rTMSが何にでも効くという極端なことは残念ながらと言うか，当然ながらなさそうです。

コラム⑭　市販薬のオーバードーズを別角度で考える

　小生は精神科の医局に入局したが，非常勤職員の扱いでもあり，大学からいただける給料は非常に少なかった。それを補う意味もあって，週末には関連する病院へのアルバイトが認められていた。その当時は，見学もかねていろいろな精神科病院に行けることがそれなりに楽しかった。

　精神科の単科病院でまず感じたのは，「やたらと煙草を吸う患者さんが多いな」ということであった。当時は作業療法やレクレーションの時間も今の時代よりは短く，患者さんもすることがないので煙草でも吸っているのだろうと軽く考えていたが，それにしても行く病院，行く病院，どこに行ってもやたらとたくさんの患者さんが煙草を吸っている。その謎は精神薬理学を学んで何となく理解できるようになった。喫煙によって代謝酵素の誘導が起こり，統合失調症の治療薬の濃度が下がるのである。統合失調症の治療薬の多くはドパミンの受容体を遮断するが，特に側坐核にあるドパミン受容体が遮断されると幻覚妄想状態の改善と引き換えに快感を感じる力が弱くなる。そのために患者さんは常に漠然とした不快感を感じている。やがて，喫煙によりその不快さが和らぐことを自然と学び，喫煙行動が常態化してしまう。このように考えれば謎の一部は解明できたと言えよう。

　腰を据えて働き始めた病院での出来事についても述べてみる。一部の患者さんから，風邪薬としてよく使われるPL配合顆粒を風邪でもないのに出し続けてほしいと懇願される。これを飲んでいると，なぜか気持ちが落ち着くと言う。また，解熱鎮痛薬として有名な薬を，頭痛がないにもかかわらず出し続けてほしいと頼まれることがある。これも服用を継続したい理由は，何となく飲んでいると調子よく感じるからとのこと。小生は，風邪でも頭痛でもないのに何でこんな薬を飲み続けたいのかと不思議に思っていた。これらの薬をほしがる人たちの病名は，統合失調症とは限らない。依存性薬物の特徴として，ドパミンの過剰刺激作用を有

するものが多いが，PL配合顆粒にも解熱鎮痛薬にもそのような作用はないようである。どちらも炎症を抑える成分を有する点が共通している。

　ここで思い出してほしいのは，慢性ストレスと慢性炎症の関係である。提示症例の中で，慢性ストレスでは「シクロオキシゲナーゼ−1の酵素誘導がミクログリアで起こり，プロスタグランジンE2を生産してEP1受容体を介して中脳腹側被蓋野のレベルでドパミン神経を抑制した結果，ドパミンの放出が低下する」と述べた。抗炎症作用を持つ薬は，結果的に下がっていたドパミンの量を上げることにつながる。この作用で気持ちが少し上向きになり，風邪薬や頭痛薬を続けたくなるのではないだろうか。

　今，若者たちを中心に市販薬のオーバードーズ（過量服用）が大きな問題となっている。幼少期から続く過酷な生活体験が，脳内に慢性炎症状態を作り出す。抗炎症作用のある薬が作用すると，一時的にも気分状態が変わることを経験し，それが過度な学習へとつながっていく。若者の薬物乱用問題に関しては，とかく心理的な面や社会構造の不備な点に目を向けがちになるが，このような生理学的な視点も必要ではないかと思っている。

　覚せい剤等の違法薬物の乱用は，生理的レベルより過度のドパミンによる快楽体験の追求を目的とする。そして市販の抗炎症薬のオーバードーズは放出されるドパミンを何とか生理的レベルに近づけて，不快感や虚無感を減らそうとする。涙ぐましい努力行動のように思えて仕方がない。小生の個人的な見解としてここで述べてみた。

うつ病による自殺予防：メンタルヘルス面からの提言
── 結語に代えて──

　筆者の勤務する病院に，時々近くの大きな病院から精神科研修の名目で短期間ではあるが，研修医がやってくる。時に少し年配者もいるが，大概は20代の若者である。ほとんどの研修医諸君は希望と理想に燃えており，定年間近の窓際生活（実際には窓のない壁際に机があるが……）で周囲からの期待も乏しく，まるで気体のような存在である筆者からすれば，とてもその姿が眩しく映る。彼・彼女らを見ていると「若いっていいな」との羨望や懐古，「自分ももっと勉強するべきだったなぁ」との後悔交じりの回顧と二次の情動が自然と沸き起こってくる。そのうっぷんを晴らすかのように，男性医師であれば腕相撲での勝負を申し込むようにしている。彼らにすれば筆者に勝っても何の得もないので適当に流しながら応じているとは思うが，筆者にとっては自分の今のパワー状態での優越感を確認する意味もあり割と重要である。ただ，一切強制はしないのでパワハラには当たらないであろう（と自分では思っている）。倍以上も歳が離れている筆者に負けるようであれば「自分もまだまだ……」と謙虚に受け止め，社会の荒波に船出する彼らの一層の奮起と門出につながれば，との筆者なりの温かいエールである（と自分では思っている）。

　うつ病の人の精神内界を大きく占めるのは，二次の情動に基づく負の内容であろう。特にSNSの普及で，本来ならつながるはずのなかった人たちともつながることになり，自分の属するコミュニティが増えて，その分煩わしい労力も増えている。そのつながった世界でのコミュニケーションがこじれて，対話ではなく一方的に悪意ある言葉の数々を押しつけられる場合は，深刻なケースにつながりやすい。四方八方から飛来する非難の矢の雨を受けて，心はズタズタに傷つき，二次の情動が負の要素で満たされる人もいる。まさに，文字通りボロボロの「負傷」となる。うつ状態でそ

の情動に関する内容を反芻して考えても答えは見つからず，どんどん深みに嵌っていってしまう。当人の思考バランスは崩れていき，世間の期待と評価がどんなに高くてもその声は耳に届かず，自分の中での自己評価が低下して劣等感や罪責感，罪悪感へとつながり，過度の情動負担になっていく。負の情動負担の持続は，二次情動をコントロールする前頭前野にダメージを与え，その結果は扁桃体の過活動へとつながり，負のループ状連鎖の悪循環が始まる。実存する外の世界とのつながりは薄れ，注意と関心のベクトルは負の情動にまみれた自己の内界へと向かい，それについて反芻するたびにさらに深さを増していく。自分が入るための穴をスコップで掘り続けているようなものである。いくら掘っても行き止まりにはたどり着けず，気がつくと自分は1人深くて暗い穴の底にいるので，周囲を見渡しても何も見えない。たとえ見えたとしても，その光景はなぜか自分とは無縁のもののように感じられてしまう。誰かが異変に気づいて穴の外からロープを垂らしてくれない限り，そこから抜け出すことができなくなる。当人は自分の異変に気づいていないかもしれない。なぜなら，その現象は緩やかな連続性をもって訪れるからだ。そのような流れでは変化の自覚が難しい。

　ここは認知症とも共通する。認知症と診断される人の大半は，今の自分が認知症とは思っていない。認知症では物忘れや見当識の障害は緩やかに進行するので，ある日突然，認知症になったということは考えられない。もしそのような症状が見られたら，むしろ認知症以外の病気を疑うことになっている。自分がうつ状態であると認識できない人に，うつ病の可能性を納得させる予防的対応法はあるのだろうか。個人の内面を支配する負の二次の情動をあぶり出し，他者がそれを評価して本人にその結果を突き出すことができたとしても，「お前に俺の何がわかるというのか」という感じで，素直に受け入れてくれるかどうか，はなはだ疑問である。

　そこで筆者が提案するのは，文中に何度か出てきたストループテストである。ストループテストは，注意力や集中力の目安になる。あらかじめ元気な状態の時にストループテストを受けておき，周囲から見てうつ病が疑

われる場合にはもう一度受けてもらう。もし，うつ病になっているならストループテストの点数はまず間違いなく下がっているであろう。

　学校のテストの点での評価に慣れた我々は，悲しいサガではあるがテスト的な客観的点数指標には納得しやすいものである。再度のテストを受けることで，本人に以前1回目のテストを受けた時の自分と，今の自分とは違うとの自覚が芽生えるかもしれない。うつ病の時に過剰に働く扁桃体は逃走反応を引き起こすことを思い出してほしい。穴の底にいる今の現実から逃走する手段は，必然的に自死へとつながる。

　このように俯瞰してみると，自由意志に基づく死ではなく，生物学的プログラムに基づく死に近いのかもしれない。うつ病で自殺の兆候が芽生える時には，必ず前頭葉機能の低下が存在する。前頭葉機能が低下すれば現実と非現実の区別がつかなくなり，外界との関わりによる現実的な問題解決方法が浮かばなくなる。逆に言えば前頭葉機能の回復で，袋小路に置かれて出口がないと感じた事項でも後日必ず突破口が見つかるはずである。社会人となり，学生から生活が一変するなど，大きな生活上の変化が生じる時，特に入学や入社の際のメンタルヘルスサポートの一環としてストループテストの実施を提案したいと思う。ストループが，暗い穴の底にいるうつ病の人たちの救命ロープになりうるかもしれない。

※ストループテストとは

　色名の付けられた語（例：あお）とそれが書かれた異なるインクの色（例：あか）が提示され，そのインクの色を呼称することが求められると，言葉（あお）からの妨害を受けて上手に反応できない。これをストループ効果と呼んでいる。一方で言葉が表す色（例：あか）と色のパッチを照合することが求められても，色名語のインクの色（例：あお）からの妨害を受ける。これは逆ストループ効果と呼んでいる。邪魔してくる情報を意図的にシャットアウトしながら与えられた課題を連続でこなしていかなければならないので高い集中力と忍耐力を必要とする。これは「選択的注意」と呼ばれる機能を見ており，背側前部帯状回を中心とした前頭葉機能を間接的に反映すると考えられている。いずれにしろ，うつ病になれば正常時より頭が回らなくなるのは確かなのでこの成績は悪くなるだろう。ただベースとなる数値にはかなりの個人差があるので，「うつ状態でない時の本人の数値」と「うつ状態が疑われた時の本人の数値」とで必ず比較する必要がある。

rTMS療法に関わって
——心理職の立場から——

阿部直美

鳴門シーガル病院（公認心理師・臨床心理士）

患者さんのrTMS治療でいつも協力していただいている心理師さんからこの治療に関わってきた立場で率直なコメントを寄せていただいたので，それを紹介したい。治療による患者さんの日々の微細な変化は看護職や心理職のほうがより気づきやすいと感じている。多職種で連携して協力することで，単体でのrTMS療法の治療効果を上回る実績が出ているのも考えてみれば当然のことであろう。治療メカニズムをもたらす機械の働き，そして良き治療スタッフと接することで安心できる機会との相乗効果が入院治療の最大のメリットとなる。今まで筆者の立場からストーリーを展開してきたが，何事も多方面，多角度から眺めることが重要である。心理職の立場から見た，忖度なしのrTMS療法の印象と魅力とはいったいどういうものであろうか。

rTMS治療室から聞こえてくる規則的な機械音。精神科病院に就職した20年前，機械を用いたうつ病の治療に携わることになるとは全く想像もしなかった。しかし，今ここでrTMS治療に携わり，治療の音を聞くことで，患者が「今日も無事に治療を受けられている」ことを知り安堵する。

　私は公認心理師・臨床心理士（以下，心理師・士）として精神科病院に勤務している。精神疾患を抱えた人に対して，臨床心理学の知識と技法を用いて心のサポートをしている。その主な業務は心理カウンセリングと心理検査の2つが挙げられる。言語はもちろんのこと，非言語的なサインからもクライエントの心やその時々の状態を汲み取っていく。心理カウンセリングは1回のみのセッションでは終わらない。対話を重ねることで問題や悩みの解決に向けての方法を，共同作業にて模索していく。比較的早くカウンセリングを卒業（終結）される方もいれば，数年にわたりカウンセリングを受けてい

る方もいる。「うつ病はこころの風邪」と言われるようになり，精神科・心療内科への受診はそれほどハードルが高くはなくなった。しかし，前述のようにこころの問題の解決には多大な時間を要すことも多く，風邪以上に大きな外傷を負っているように見えることのほうが断然多い。

　rTMS療法が導入されるとの報告を受けたとき，脳に磁気刺激を与え，早ければ15回，最大30回でうつ病が改善するという画期的な治療によって，うつ病の苦しみから早期に解放される可能性に期待を膨らませた。一方，心理師・士の存在の存続に危機感を持ったのも事実である。rTMS治療がうつ病の治療の主軸となったり，今後，様々な疾患の治療に用いられていくことになれば，心理師・士による主に対話を用いてのセラピー，それも長い年月がかかるようなセラピーは不要なものになってしまわないだろうかと。しかし，そんな不安とは裏腹に，治療導入と共に，当初想像していた以上にrTMS治療に関わっていくこととなった。

　当院でのrTMS治療における心理師・士の役割は，心理検査＜治療前・治療導入後（15回終了後）・治療終了後の最大３回＞とカウンセリングである。rTMS治療は，心理検査にて中等度以上のうつ病に該当することが保険適用での治療条件となる。治療適応判定のために必須となっているHAM-D17という構造化面接法を施行している。HAM-D以外の心理検査の導入依頼が医師よりあり，当院ではいくつかの心理検査を用いて，テストバッテリーを組んでいる。そのうちの一つとして「前頭葉機能の変化を把握できる検査を導入して欲しい」との医師の依頼により，新ストループ検査Ⅱを採用することとなった。患者の中には，治療効果の実感が得られにくい方もおられ，心理検査のデータの推移を示すことで，治療効果を客観的に把握できるように促している。また，うつ病の改善に伴い，人間が本来持っている機能が回復していくことになるが，新ストループ検査Ⅱでは，集中力や選択的注意機能等，脳機能が活性化されていくことを示唆する結果が見られることが多い（脳機能の回復には個人差がある）。

　rTMS治療のカウンセリングにおいて，「入院生活を支え，安心して治療を受けられるようにサポートすること」「治療効果を把握し治療意欲を維持

すること」「予防的視点を持ち再発を防止すること」の３つを軸にして関わっている。

「入院生活を支え，安心して治療を受けられるようにサポートすること」については，rTMS治療を導入している病院は全国的に限られていることもあり，当院にも県内外からの問い合わせがあり，実際に県外から治療を受けに来られた方も多くいる。住み慣れた場所から全く知らない土地，しかも渡船でしか行けないような島の病院での治療に不安を感じる患者もいる。rTMS治療を受けるための入院が，人生初めての入院であるという患者も多く，入院生活という環境の変化がストレスとしてのしかかることもある。治療が導入された2020年４月頃は，世界は未知のウイルスに脅かされ，緊急事態宣言が出る等，社会はこれまでには考えられないような状況に陥っていた。病院内においても，感染を持ち込まないこと，徹底した感染防止対策を講じること等，常に緊張が張り詰め，非日常の連続であった。患者への影響も大きく，入院中の外出・外泊も制限され，治療の合間の息抜きや家族との面会が困難となり，不安がより強まった患者もいた。特に当院は立地的に，いったん入院してしまうと，社会から断絶させられたような感覚になってもおかしくはなく，「渡船に乗った瞬間に涙が出た」と話す患者もいる。入院生活を支え，不安やストレスの軽減を促し，治療に集中できるようにサポートすることも心理師・士の役割の一つであると考えている。

「治療効果を把握し治療意欲を維持すること」については，患者の中には，他覚的には明らかな改善がみられていても，本人にとって改善の実感が伴わない方もいる。劇的な改善を求める気持ちが強いために，小さなよい変化に気づかないこともある。たとえわずかな変化でも見落とすことがないよう，カウンセリングの中で一つ一つ確認する作業を行いながら，小さな変化を拾い集め，改善の実感や自信につながるように促している。改善を実感することは治療意欲にもつながっていく。患者の中には入院前はうつ状態が酷いために通院がままならず，カウンセリングを受けていたけれど定期的に通うことが難しかったという方もいる。しかし，入院中にカウンセリングを継続することで，言語化しながら自身と向き合うことの必要性を実感し，「外来で

のカウンセリングを再開したい」と，退院後の治療に前向きな姿勢に変化した。退院後のサポート資源（外来通院やカウンセリング等）を把握し，再発の不安の軽減や今後の見通しを見出せる役割を心理師・士が担っていけたらと考える。

「予防的視点を持ち再発を防止すること」については，rTMS治療後も寛解状態を維持するため，予防的な視点を持つことが鍵となる。うつ病を抱える患者の多くは，自分自身の心身の状態を客観的に捉えることが苦手な方が多く，不調のサインを見逃し，頑張り過ぎるために心身に不調を来しやすい人も多い。カウンセリングでは，患者それぞれの不調のサインを探り，不調のサインに早めに気づくこと，早めに対処していくことの必要性を認識してもらい，個々に適した対処法を具体化し，実生活場面での活用を促していく。

長期にわたり，うつ病に苦しんできた患者とその家族が「藁にもすがる思いでこちらにきました」と険しい表情をしていた初対面から，rTMS治療を終え，病院を退院するときの清々しい表情への変化はとても印象深い。rTMS治療に，心理師・士としての役割を担い，この治療に携わることができたことに大きなやりがいを感じる瞬間でもある。一人でも多く，うつ病の苦しみから解放されるように，この治療が広まることを期待し，今後もrTMS治療における心理師・士の役割についての模索を続けていきたい。

最後に当院でrTMS治療を受けた人たちのHAMD-17の推移をグラフで示す。現在までの入院治療者のうつ病寛解率は57％であった。

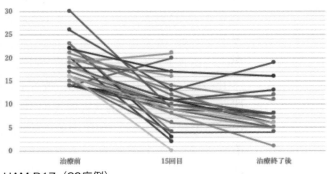

HAM-D17 （28症例）

あ と が き

　ポルトガルのロカ岬に立つ。ここはユーラシア大陸の最西端だ。見渡す限り水平線が広がっている。傍らにポルトガルの生んだ大詩人，ルイス・デ・カモンイスの「ここに地終わり海始まる」という有名な言葉が刻まれた石碑が建てられている。キリスト教支配による中世の世界観では，一般的に「この世は平面である」と信じられてきた。海の果てまで行くと大きな滝があり，船は滝から落下して船乗りは全員死ぬと教えられた。

　時は移り，「地球は丸い」と信じた勇敢な者たちがリスボンの港から大海へと乗り出していく。大航海時代の幕開けである。島根県の出雲大社の北にある日御碕に立つ。ここでも見渡す限りの水平線が広がっている。神無月に日本中の神様が集まる稲佐の浜がすぐ近くにある。大昔，海路からその浜に大挙して上陸した集団がやがて日本各地に散らばり，各地の支配層となって自らを「神」と名乗った。そして年に1度この聖地に集い，それぞれの統治状況を報告しあったのだろうか。ふとそんなことを想像してみたくなる。

　2つの岬に立てば「地球は丸い」との知識がなくても，「もしかして丸いのでは？」とその光景が自然とそう感じさせてくれる。「地球が丸い」との傍証はすでに昔からあった。沖から港に向かってくる帆船はまずマストの上部から見え始め，全体像が一度に見えるわけではない。地球が平面であれば全体像が一度に見えるはずである。これに気づいたごく一部の人は，「地球は丸い」と信じるようなっていた。そして，スペインのマゼランの船団が地球一周を成し遂げ，「地球は丸い」との認識は広く世間に広がり，今ではそれに疑問を持つ者はほぼいなくなった。

　地球が丸いと知っているから水平線の広がりに接すると，地球の丸さをより実感できる。それを知らなければ「もしかして」の自分の疑問とその

時の常識とが頭の中で格闘を始める。しかし，大体は常識のほうが勝ってしまう。

　それでは「意識や思考を含めた精神活動は脳内の電気信号で動いている」との命題はどうであろうか。本に書かれているから，そのまま信じる人もいれば，それを頑なに信じようとしない人もいる。この命題についての傍証は「てんかん」である。脳内に異常放電が起こるてんかん発作では思考の流れが途絶えたり，定型的な自動運動が起こるケースがある。また，発作波が脳内に広く伝われば意識が失われる。ただ，てんかん自体が「神の罰」であるとか，「悪霊の仕業」と考えられていた時代が続き，忌避されて怖れられた。

　TMSを用いれば，その命題は証明可能となる。たとえば，左脳の運動野に強力な単発の磁気刺激を与えられると右の手指がピクリと動く。自身の全集中の意志力をもってしても，手指の動きを阻止することは不可能である。一見すると磁気刺激が指を動かすように映るが，述べてきたように二次的に脳に生じるのは電流である。生じた電流が意志の力を超越して必ず指を動かす。神でも悪魔でもなく，電流という物理現象が精神の最高峰とみなされる人間の意志力を上回るわけである。これは無意識の領域における物理的，化学的処理が表に現れて，意識できる人間の精神活動に影響を与える実例である。

　一度それがわかれば，見えない精神への恐怖や不安も和らいでくる。無数に広がる広大な脳領域の探索は現代の大航海時代の幕開けである。無意識領域に存在する地図を作り上げ，意識領域に波及する海路ならぬ回路を調べ上げるのだ。前頭葉とは，無意識領域でありながら意識内容を生み出す場所でもある。もちろん左背外側前頭前野以外の部位も刺激のターゲットになるし，刺激の頻度と強度，時間の設定にも無数のパラメーターが存在する。

　現在のrTMSはまだ十分な地図を得られていないまま，暗闇を手探りで櫂を漕ぎながら恐る恐る船出している状況である。それでも，それまでの薬物療法でも心理療法でも動かせなくなっていた精神症状の梃を動かし，

変化がなく停滞していた患者さんに，何らかの変化を与えることができた。この場合，変化なきは安定ではなく絶望である。もう手段がないことを突きつけられ，絶望の淵に立たされ動けなくなっている同胞を救えるかもしれない新たな手段を我々は得ることができた。過度の期待は禁物だが，それでも前途はそれほど暗くはない。

　患者さんと苦楽を共にしながら「試行錯誤」でrTMSをやってみようと思う仲間が増えることは大歓迎である。地図を手に入れながら皆で進む冒険の先には，まだ見ぬブルーオーシャンの世界が広がっている。そしてそこに到達して後ろを振り返って見た時，それまでの自分たちが実は「思考錯誤」をしていた事実にきっと気づくだろう。強酸の胃の中にも細菌はいたし，パーキンソン病は腸から送られてくる異常なタンパク質で引き起こされていた。筆者の学生時代には想像もされていなかったことである。全く思いもよらぬことが本当の原因であったり，常識だと信じてきたものが一挙に覆され，教科書がすべて塗り替えられる状況に遭遇するかもしれない。医学を含む科学の歴史ではよくある話だ。わかっていることのほうが少ないので，当たり前と言えば当たり前と思うほかない。

　現段階ではうつ病の患者さんしかrTMSは保険での治療を認められていないが，梃を動かすことによって副次効果が生まれ，様々な合併疾患にも効果を波及できるかもしれない。いろいろと難しい理屈を述べてきたが，rTMS治療とは「弱っている正常な回路の機能を取り戻して優勢にすることで，病的に異常になっている回路の機能を相対的に弱める」ことにある。「悪貨は良貨を駆逐する」というよくない状況を是正することにあろう。同時に発火する神経細胞同士の結びつきは強くなる。使われなくなって消えかかっているシナプスを，磁気刺激を介して復活させることで，既存の神経回路は完全とは言えないまでも蘇ってくる。この本を読んで少しでも興味を持たれた方は，「奇貨居くべし」でのスタートでもよいので，ぜひrTMS治療に取り組んでいただきたいし，治療を受けるべきかと迷っている方はぜひ受けてみることをお勧めする。受けるあなたにとって，その治療体験が「値千金」になることを心から願っている。

「障碍のある人が生きづらい社会は，ない人にとっても息がしづらい窮屈な社会である」

　雑多で取り留めのない話に最後までお付き合いいただき，本当にありがとうございました。

　うつ病を語る際の切口は様々ですが，筆者流の斬り方で誰かの「心を打つ描写」がわずかでもあったなら正直にうれしいです。本文中では触れませんでしたが，最近よく話題に上る「産後うつ病」の治療についてもこの治療機器ニューロスターでの高い効果が報告されています。産後うつ病のはっきりした原因はまだ不明です。一般的に産後に起こる女性ホルモンのバランス変化が原因ではないかと考えられがちですが，妊娠中には胎児に影響を与えないため母体の免疫機能は抑えられています。出産後にはその機能を元に戻すことになり，免疫反応が相対的に高まります。rTMS療法の有効性と免疫の観点から考えれば，それは脳内の炎症に基づく症状ではないのかと逆に考えることができそうです。

　まだまだわからないことだらけの「うつ病のリアルワールド」ですが，それゆえに今後もいろいろな新しい発見が期待できます。有効な治療手段がひとつ増えたことで，新たなうつ病治療の新時代が切り開かれていくことを切に願いつつ本題の筆を置くことにいたします。

謝　辞

　本書の執筆にあたり，まず社会福祉法人小渦会の故・高橋徹理事長に感謝申し上げます。高橋理事長は，rTMS治療という日本ではまだ海のものとも山のものともつかない治療法についての私の説明に耳を傾け，しばし考えられた上で，その場で機器の導入を決めてくださりました。また，機器の設置場所の確保と，それに合わせて病室の改装にも着手していただき，そのため比較的スムーズに新しい治療を開始することができました。これはひとえに高橋理事長のご英断のおかげです。

　鳴門シーガル病院の福永明広院長には治療導入へのご賛同といろいろな面でのご尽力をいただき，本当にありがとうございました。実際のrTMS治療の現場では，公認心理師の阿部直美先生をはじめ，臨床心理室のメンバーの方には患者さんの心理検査やカウンセリングなど多方面にわたってご協力いただき，感謝申し上げます。そして，ストレスケア病棟の役割を担う4階4病棟の病棟職員の皆様には，うつ病治療における入院生活の面で，親身なる看護を実践していただき，頭が下がる思いです。

　図表などの作成でご協力いただいた鳴門シーガル病院SEの西本様，浅学

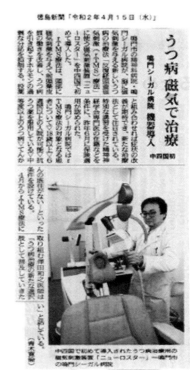

徳島新聞「令和2年4月15日（水）」

な身である私にわざわざ執筆のお声をおかけいただいた星和書店社長の石澤様，ご担当いただいた岡部様，症例提示のご協力を快諾していただいた7名の患者様に改めて感謝の意を表します。

　最後に，読者の皆様には拙い内容にもかかわらず，最後までお付き合いいただき，誠にありがとうございました。文中に皆様の心に残る箇所が少しでもあれば嬉しい限りです。

引用・参考文献

本書の執筆にあたり以下の図書，文献を参考にさせていただきました。

Ｖ・Ｓ・ラマチャンドラン，サンドラ・ブレイクスリー（山下篤子訳）：脳のなかの幽霊（角川21世紀叢書）．角川書店，1999.

半場道子：慢性痛のサイエンス第２版：脳からみた痛みの機序と治療戦略．医学書院，2023.

ジョセフ・ルドゥー（松本元，川村光毅ほか訳）：エモーショナル・ブレイン―情動の脳科学―．東京大学出版会，2003.

ジョセフ・ルドゥー（森憲作監修，谷垣暁美訳）：シナプスが人格をつくる―脳細胞から自己の総体へ―．みすず書房，2004.

アンドレア・ロック（伊藤和子訳）：脳は眠らない―夢を生みだす脳のしくみ―．ランダムハウス講談社，2006.

Stephen M. Stah（仙波純一，松浦雅人，太田克也訳）：ストール精神薬理学エセンシャルズ―神経科学的基礎と応用― 第５版．メディカル・サイエンス・インターナショナル，2023.

古屋敷智之：第４章 慢性ストレスによる脳内炎症がうつ病を引き起こす？―ストレスと心と体の切っても切れない関係―．林（高木）朗子，加藤忠史編著：「心の病」の脳科学―なぜ生じるのか，どうすれば治るのか―（ブルーバックス）．講談社，2023.

Fumiya Tatsuki, Genshiro A Sunagawa, Shoi Shi, et al. : Involvement of Ca2+-dependent hyperpolarization in sleep duration in mammals. Neuron, 90 (1): 75-80, 2016. doi : 10.1016/j. neuron. 2016.02.032

Taihei Ninomiya, Hiromasa Sawamura, Ken-ichi Inoue, et al. : Segregated pathways carrying frontally derived top-down signals to visual areas MT and V4 in macaques. Journal of Neuroscience, 32(20): 6851-6858, 2012. doi : 10.1523/JNEUROSCI.6295-11.2012

Chengchao Zuo, Huan Cao, Fang Feng, et al. : Repetitive transcranial magnetic stimulation exerts anti-inflammatory effects via modulating glial activation in mice with chronic unpredictable mild stress-induced depression. Int. Immunopharmacol., 109 : 108788, 2022. doi : 10.1016/j. intimp.2022.108788

Ogino, Y., Nemoto, H., Inui, K. et al. : Inner experience of pain : Imagination of pain while viewing images showing painful events forms subjective pain representation in human brain. Cerebral Cortex, 17 : 1139-1146, 2007.

鬼頭伸輔編著, 長谷川崇, 高宮彰紘著：うつ病のTMS療法. 金原出版, 2016.

野田賀大：うつ病に対するTMS療法Up-to-date ―自分らしい生き方を求めて―. 中外医学社, 2022.

エドワード・ブルモア（藤井良江訳）：「うつ」は炎症で起きる. 草思社, 2019.

Tomoyuki Saijo, Akihiro Takano, Tetsuya Suhara, et al. : Electroconvulsive therapy decreases dopamine D_2receptor binding in the anterior cingulate in patients with depression : A controlled study using positron emission tomography with radioligand [11C]FLB 457. J. Clin. Psychiatry, 71 : 793-799. 2010. doi : 10.4088/JCP.08m04746blu

アントニオ・R・ダマシオ（田中三彦訳）：デカルトの誤り―情動, 理性, 人間の脳―. 筑摩書房（ちくま学芸文庫）, 2010.

Zhiqiang Wang, Jing Ma, Chika Miyoshi, et al. : Quantitative phosphoproteomic analysis of the molecular substrates of sleep need. Nature, 558 : 435-439, 2018. doi : 10.1038/s41586-018-0218-8

Brock, D., Groom, P., Holbert, R. et al. : Effectiveness of NeuroStar transcranial magnetic stimulation（TMS）in patients with major depressive disorder with postpartum onset. Psych Congress, 2016.

河合真著, 香坂俊監修：極論で語る睡眠医学. 丸善出版, 2016.

付載：筆者の勤務する鳴門シーガル病院について

　最後に，筆者の勤務する鳴門シーガル病院の紹介を少しだけさせていただく。鳥取市に白兎神社と呼ばれる神社がある。因幡の白兎の舞台であったと伝えられる場所である。古事記で大国主命が，サメを騙して対岸の陸に渡ろうとしてケガをした白うさぎに，ガマでの治療を施して助けた由来により「日本医療発祥の地」と呼ばれている。それでは「日本精神医療発祥の地」はどこであろうか。精神科看護用語辞典（メヂカルフレンド社）の精神保健関係年表（日本の動き）を見ていただきたい。最初に出てくる具体的な地名，「阿波井神社（徳島）」にお気づきであろうか。鳴門シーガル病院の航空写真を見ていただければ，筆者の言いたいことはわかっていただけるであろう。

精神保健関係年表

西暦	日本の動き	世界の動き
A.D. 491 660		・エルサレムに最古の精神病者取容所設立 ・ベルギーのゲール・コロニー 　アイルランドの王女デムフィンがゲールで命を失い，その遺骨が精神病を治すとの伝説により人々が集まり集落をつくる（1852年，ベルギー政府公認）
702	・「大宝律令」制定。唐の律令を手本に成立。心身障害を重篤度で残疾，廃疾，篤疾の３段階に分ける	
718	・「養老律令」頒布。廃疾・篤疾に税を免除。犯罪も減刑或は無罪	
759	・和気広世「薬経太素」。最古の医学書，精神病の薬物治療について記す	
809	・**阿波井神社**（徳島）に，嵯峨天皇の皇女，ものぐるいで静養。伝え聞いた病者が全国から集まる。治療は水行	
833	・「令義解」律令の注釈書，癇と狂の症状について記す	
872		・バグダッドにアラビア医学者ラーゼス，精神病室設置 　※ヨーロッパでは10〜11世紀，僧院ライン河沿いに建ち，ユダヤ人学者を招いて，科学・医学等の研究が行われる。俗称「僧院渓谷」 　※ヨーロッパ，農業革命，都市化進む 　※12世紀。ヨーロッパ各地に修道院建つ。イスラム人から

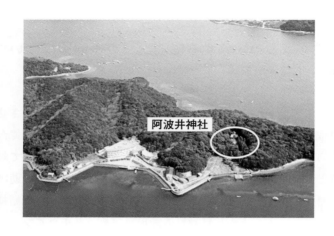

阿波井神社

　弘法大師・空海が気鬱の病になった嵯峨天皇の皇女・結城姫を阿波井神社にお連れして水行を施したところ，病が平癒して無事に都に戻られたとの伝承が残っている。かつて広がっていた病院前の砂浜は「結城ヶ浜」と呼ばれていた。阿波井神社に祭られるオオゲツヒメは，穀物の神様で古事記に出てくる阿波国の別名でもある。「堂浦のテグスといやしの杜，阿波井神社」は「未来に残したい漁業漁村の歴史文化財産百選」に選ばれている（この公募推薦者が誰であったかはここでは述べない）。なお，四国八十八か所一番札所・霊山寺も同じ鳴門市内にある。遍路の道は鳴門から始まるということだ。

　病院は島田島の一角にあり，対岸の堂浦漁港から船で３分かけて渡る。車で直接行くことができない交通の不便さはあるが，車の音も聞こえず鳥のさえずりに満ちて，のどかで静かな環境である。周囲に広がる小鳴門海峡には，鳴門鯛をはじめとしてたくさんの魚たちが生息しており，太公望の聖地でもある。文中に出てきた防潮堤の話は，この立地条件による。また，パラダイムシフトの話に何度か触れてきたが，江戸時代に堂浦の漁民がテグスを発明して全国に広めたことで，日本の漁獲高が爆発的に増える水産革命が起こった。これがパラダイムシフトの典型例であろう。

　鳴門が創業の地である某大手製薬会社が開発した抗精神病薬「アリピプ

ラゾール」は統合失調症治療の現状を大きく変えたし，徳島県阿南市の小さな会社は世界中のどんな大企業でも20世紀中の開発は不可能とされていた青色発光ダイオードの開発に成功し，開発者はノーベル物理学賞を受賞し，今やその会社は世界的な大企業へと成長している。両者の共通点はそれまでの常識に捉われない自由な発想を抱き，それを信じて「これでいく！」と地道に研究を重ね続けたことである。試行錯誤の末，そこにセレンディピティが加わり，社会を変える果実が生まれた。それほどの知識も資金もないただの個人であったとしても，感性と努力と時代の波がそろえば米津玄師さんのように世の中に影響を与える存在になりうる。

　最後に病院の宣伝を大々的にするつもりでいたのに，なぜか徳島県の宣伝に変わってきているが，これもご愛嬌とお許しいただきたい。逃れられない慢性ストレスの負の情動は，理性の防波堤をいともたやすく崩し，人を死の淵に追いやろうとする。人間は誰でもそれぞれに開花を待っている秘めた才能を持っている。咲く前に散るのはもったいないし，無念な気持ちになる。この本でうつ病の理解が進み，本来必要のない死を減らす一助になれたら筆者にとってはこの上ない喜びになる。

《著者紹介》

澤田　和之（さわだ　かずゆき）

平成元年，徳島大学医学部を卒業。

徳島大学医学部精神科での研修を経て，徳島県の民間病院，香川県の国立病院，高知県の民間病院での勤務を経て，平成14年から徳島県鳴門市の社会福祉法人小渦会鳴門シーガル病院に勤務。現在，同院の医局長。

日本精神神経学会専門医，精神保健指定医。

宇高連絡船の発着で栄えた港町，宇野にて幼少期を過ごす。隆盛を誇った造船業のその後の衰退，瀬戸大橋開通での宇高航路の廃止による町の衰退を目の当たりにして栄枯盛衰の世の流れを肌で感じる。その一方，宇野港沖にある平凡な島であった「直島」が世界的なアート観光地へと次第に変貌していくさまを見て，「未来はわからない」との思いを強くする。

中央構造線近くの神社が由来で開設された病院に勤務し，ツバメが毎年訪れる職場環境にいるため，磁気や磁場への関心が生まれ，rTMS治療に取り組むようになる。

座右の銘は「想像なくして創造なし」。

実践＆実戦　rTMS療法うつ病編

2024年6月12日　初版第1刷発行

著　　　者　澤田和之
発　行　者　石澤雄司
発　行　所　㈱星和書店
　　　　　　〒168-0074　東京都杉並区上高井戸1-2-5
　　　　　　電話　03（3329）0031（営業部）／03（3329）0033（編集部）
　　　　　　FAX　03（5374）7186（営業部）／03（5374）7185（編集部）
　　　　　　http://www.seiwa-pb.co.jp
印刷・製本　中央精版印刷株式会社

Printed in Japan　　　　　　　　　　　　ISBN978-4-7911-1136-7

誰が風を見たか　増補版
ある精神科医の生涯

臺 弘 著

四六判　480p　定価：本体 3,800円＋税

統合失調症をはじめとする精神障害者の生き方の工夫と生活の価値向上のための医療と医学に一生を捧げた精神科医臺弘。本書は，激動の百年間を生き抜いた不世出の天才の回顧録である。

反面教師としての DSM
精神科臨床診断の方法をめぐって

中安信夫 著

B5判　224p　定価：本体 4,600円＋税

我が国の精神科臨床を頽廃させかねない DSM（精神疾患の診断と統計マニュアル）の蔓延を食い止めるべく四半世紀にわたり DSM を批判し続けてきた著者が，本書においてさらなる戦いに挑む。

精神に疾患は存在するか

北村俊則 著

A5判　296p　定価：本体 2,700円＋税

現在の精神医学では精神における疾患の存在を当然の事実と見なす。機能不全を呈する心理状態は果たして疾患なのか？　本当の精神科医療を求めて，精神科診断そのものに批判的考察を投げかける。

発行：星和書店　http://www.seiwa-pb.co.jp

セロトニンと神経細胞・脳・薬物

鈴木映二 著
A5判　264p　定価：本体 2,200 円＋税

現代の向精神薬を語る上で不可欠な，セロトニンについての理解。本書は，
神経細胞，脳，薬物との関係からセロトニンを詳しく解説し，SSRI，SDA な
どの新薬について，その可能性と限界を明らかにする。

専門医のための
臨床精神神経薬理学テキスト

日本臨床精神神経薬理学会専門医制度委員会 編集
下田和孝，古郡規雄 責任編集
B5判　448p　定価：本体 6,800 円＋税

臨床精神神経薬理学専門医に必要な基本的知識・技術習得のための教本。『臨
床精神神経薬理学テキスト第3版』を引き継ぎつつ一新した，専門医取得済
みの方や指導医にも知識の整理に役立つ一冊。

向精神薬開発秘話

村崎光邦 著
B5判　1,408p　定価：本体 60,000 円＋税

日本の向精神薬のほぼすべての開発治験に直接携わった著者が，100 剤近く
の薬剤の開発の経緯を綴った秘話。始まりの amoxapine から締めくくりの
clozapine まで，珠玉の論文 86 編で織りなす"ものがたり"。

発行：星和書店　http://www.seiwa-pb.co.jp